新・臨床高齢者医学 2

# たのしい緩和ケア・面白すぎる在宅ケア

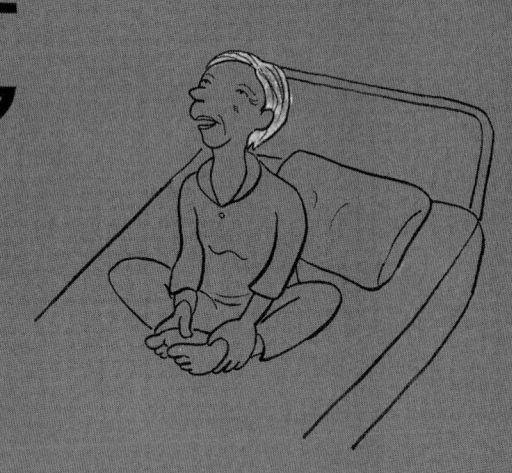

宮森 正

川崎市立井田病院
かわさき総合ケアセンター所長

## 著者のことば

　大学を卒業して3年半目に，山間部の小さな診療所で診療を始めた時，往診，在宅ケアに出会った．山深い地域では高齢者は，癌や老衰の終末期でも，最期は自宅で迎える地域の伝統が続いていた．衰弱した患者は，往診すると居住まいを正し，礼を尽くして招き入れた．病状が進んでも，家の主として自由と尊厳に溢れていた．在宅で出会った患者の姿に魅了され，在宅ケアに興味を抱いた．その後，1975年から在宅ケアに取り組んでいた川崎市立井田病院に就職することとなった．

　1994年から，当院は慢性期の地域ケアが必要と考え，川崎市当局の理解を得て，1998年に緩和ケア・高齢者ケア・在宅ケア・地域連携をキイワードとした，かわさき総合ケアセンターが完成した．この20年の経験をまとめたものが本書である．EBMが当たり前の今の時代にあって，私の僅かな経験の意味とは，若い医師にこの経験を批判的にでも利用して頂きたいからである．

　著者の臨床医としての恩師は，臨床のエスプリを教わった初期研修医時代の東冬彦先生と，臨床医のセンスを示した故岡島重孝院長である．故岡島先生は，途中入社の者に，ケアセンターの構想から運営まで全てを任せ，やりたい様にさせていただいた．若い諸君と共に仕事をする者の心構えを学んだ．

　本書の執筆を勧めていただいた藤沼康樹先生，遅筆の著者に，適切なご助言をいただいたカイ書林　尾島水脈氏・尾島茂氏に感謝いたします．

2014年4月<br>
川崎市立井田病院・かわさき総合ケアセンター所長<br>
宮森　正

# 著者略歴

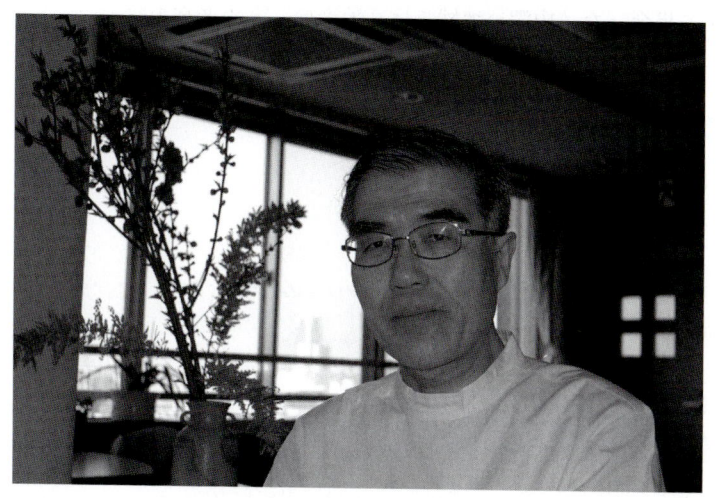

宮森　正（みやもり　ただし）

1978 年　自治医科大学医学部卒業・川崎市立川崎病院研修医
1980 年　千木良診療所
1987 年　川崎市立井田病院　内科
1995 年　川崎市立井田病院・保健医療部長
1998 年　かわさき総合ケアセンター所長

# contents

**序に代えて**
　宮森　正　vs 藤沼康樹 ･････････････････････････････････ 1

## I　たのしい緩和ケア

1．Introduction たのしい緩和ケア ･･････････････････ 24
　「生きていてよかったと思えるケアを提供しよう．」

2．たのしい緩和ケア・面白すぎる在宅ケア ･････････････ 27
　「緩和ケアは，人生経験．　在宅ケアは，異文化交流．」

3．緩和ケアは QOL を優先する ･････････････････････ 33
　「クオリティーはリスクを超える．」

4．DNAR 対応だったはずの家族が心マを始めている！ ･･･････ 36
　「家族の怒りには，理由がある．家族のスピリチュアルペインをケアせよ．」

5．もう，がんや老衰の終末期に，挿管や心マッサージなどの
　　パフォーマンスは，やめよう ･･･････････････････ 39
　「DNAR にしますか，延命にしますか，どちらにもしますよ仰せの通りにと，
　患者や家族に聞いてはいけない．」

6．コミュニケーションは難しい ･････････････････････ 42
　「首を振って頷いて聞いている患者も家族も，事態を本当に理解しているとは，
　簡単に思うな．」

7．家庭的苦痛とは何か ･････････････････････････ 45
　「家庭的苦痛を理解するには，人の心の綾を読み解いていく，繊細さが必要だ．」

8．緩和されない家族のスピリチュアルペインが，患者と
　　医療者を追い詰める ･･････････････････････････ 49
　「怒りの矛先になっても，常に平常心を失わない者だけが，危機を回避できる．」

iv

## contents

9. 急に患者の性格が変わった場合は，脳転移に注意せよ ...... 52
「急に怒りっぽく，精神的に不安定になった場合は，脳転移を疑う．」

10. 激越うつ病 ................................................ 55
「私は，うつです，と言って来る患者は，少ない．うつは症状から見極める．」

11. 混乱の鑑別と治療 ........................................ 59
「混乱をみたら，まず，せん妄，脳転移，激越うつ病，アカシジアを鑑別せよ．」

12. 余命の予測は，難しい，人によっては，
罪作りなことになる ..................................... 62
「人は，希望の動物」「ヒトは，何の希望もないところで生きていくことはできない．」「真実の告知は，トキとヒトを見て，モノを言え．」

13. IDAS で，QOL のトレンドを知る ......................... 65
「生きていてよかった事と辛い出来事から人生を知る IDAS．」

14. オピオイドローテーションの注意 ........................ 71
「経口モルヒネ 60mg →フェンタニルパッチ 4.2mg/3 日分が定説．しかし，フェンタニルパッチ 4.2mg/3 日分 →経口モルヒネ 30mg へ変換が安全．」

15. がん患者のうつ .......................................... 74
『がん患者のうつは，落ち込んだうつ状態ではなく，イライラとした焦燥感のつよい「イラうつ」が多い．不安は，患者全員にあると思え．』

16. オピオイドの効かない痛み .............................. 78
「チリチリピリピリ，オピオイドが効かない痛み，神経障害性疼痛．」

17. 効かない薬をどんどん増やしてはいけない .............. 81
「何でもかんでも，オピオイドの増量で済まさない．眠いばかりで，痛みは，取れず，パッチベタベタ　貼りすぎ注意．」

18. ヒトが生きるための希望とは何か ....................... 85
「ヒトは，希望の動物」（昭和 34 年　経済企画庁年次世界経済報告）

v

## contents

19. 胃瘻は止められるのか ･････････････････････････････ 88
    「延命治療の中止は，独断専行するな，チームと倫理委員会で」
    「在宅看取り家族には，24時間の全面的な支援を」

20. 鎮静を勝手にしてはいけない ･･･････････････････････ 93
    「医師の単独判断で勝手に深い鎮静を行ってはいけない．すべてはオープンに，患者家族と医療チームと共に手順に沿って決めること．」

21. 嚥下障害の高齢患者 ･････････････････････････････ 97
    「嚥下障害から始まる，延命か非延命か，老衰期の問題．」

22. 気難しい家族（Difficult family）との付き合い方 ･･････ 101
    「家族への病状説明は，同じ話を何百回でもする覚悟で説明せよ．」
    「気難しい家族は，多職種チームで対応．」

23. 気難しい患者（Difficult patient）を理解する ･･･････ 106
    「人の心と行動は，人である限り，必ず想像できるはずだ．」

24. 急性期から終末期までの経過を診る ････････････････ 110
    「患者は病から逃れられない．急性期から慢性期，在宅，終末期まで寄り添って主治医を務める研修が必要だ．」

25. 医療不信を超えて ･･･････････････････････････････ 114
    「手順通りに行って発生した合併症や偶発症は，犯罪ではない．」
    「信頼関係の再構築は，隠し事のない情報開示から始めるしかない．」

26. 緩和ケアでよく使うオピオイドの使い方 ････････････ 118
    「激しい癌性疼痛の鎮痛は，モルヒネで勝負する．」

## contents

## Ⅱ 面白すぎる在宅ケア

### 27. 入院すれば，良くなるという幻想を捨てよう ............ 124
「早期発見，早期治療で，入院よりも安全楽勝な，在宅治療．」

### 28. お爺さんは，病院がきらいだ ............................ 127
「お爺さんは，酸素マスクと経鼻チューブとバルンカテと座薬と抑制が嫌いで，自分の家と奥さんのご飯が一番大好きだ．」

### 29. ナラティブ・メディスンとエスノグラフィー
介護家族を質的に評価するとは ........................ 130
「ナラティブに，歴史と人生を理解する．エスノグフィーは，地域や家庭という小宇宙で，人はどのように生きて死んでいくのかを理解する．」

### 30. 介護力とはなにか ................................... 135
「介護力とは，患者・家族・地域社会の構造．」

### 31. 介護不全とはなにか ................................. 140
「介護力には，介護不全という構造と病態がある．」

### 32. 患者の家族を量的に評価するとは ...................... 145
「在宅ケアは，家族・家庭・ケアマネと主治医のキャパに依存する．」

### 33. 在宅ケアの限界家族 ................................. 148
「在宅ケア限界家族では，介護不全の発生に注意．」

### 34. 在宅で最期を見送る構え ............................. 152
「在宅看取りは，一人の人間存在を送る，覚悟と構えが必要である．」

### 35. 仏壇は，日本人の死生観 ............................. 155
「仏壇と遺影で知る一族の物語と死生観．」

## contents

**36. 老衰患者の行き先** ･････････････････････････････ 158
「嚥下性肺炎は，倫理的，QOL，社会的，家庭的，介護的に重大な問題を
背後に控えている．」

**37. 老衰終末期の輸液をどうするか** ･･････････････････ 162
「在宅皮下点滴は，高齢化社会を救う．」

**38. 看取りという文化** ････････････････････････････ 167
「在宅看取りとは，家族が生と死に向き合う文化．」

**39. 24時間対応，いつでもオンコール対応が
在宅医療の基本** ･････････････････････････････ 172
「介護家族の観察力を信じよ．」
「患者家族の要請には，直ちに応えよ．」

**40. 愛される要介護者になる秘訣―特に男性諸兄に** ･･････ 176
「愛される患者になるためには，ありがとう・おいしい・ごちそうさまの
3語を忘れずに発する．他の言葉は，忘れてよい．」

**41. 地域包括ケアの時代に向かって** ･････････････････ 180
当たり前であるが，再度確認しよう．今では，余りに忘れられてしまった
重い言葉．「主治医は，最後まで患者に責任を持つ．」

# 序に代えて

宮森　正
vs
藤沼康樹
（新・臨床高齢者医学シリーズ　責任編集者）

## 序に代えて

---

**本書は，単著でその人の philosophy を出したいのです．**

---

**宮森**：エビデンスと言われると，ないのです．独断と偏見で…．

**藤沼**：宮森先生の philosophy は，先生のところで学ばせていただいたレジデント達を通してだいたい全部聞いています（笑）．どういうときに，どんな状況でこんなこと言ったとか．Key Word は，先生の場合語の本来の意味で「ユーモア」ではないでしょうか．レジデントから話を聞くと，笑っちゃうんですよね．

**宮森**：笑ってないと，やってられない．

**藤沼**：ユーモアは，この業界で大変重要です．結構真剣すぎる人が多い．

**宮森**：まず楽しく仕事をするのが基本です．楽しくないといけない．

**藤沼**：僕大笑いしたのですが，「頭頸部の癌の患者さんはビールが美味しく飲めない．なぜか，ノド越しが悪いから．」こんな感じで患者さんも Dr も笑顔になる…こんな感じの宮森語録はたくさんあります．「爺さんは食べないとやせるけど，婆さんは食べないとむくむ」，たしかに実感として，そうですね．こんなことを本書で披露してほしいですね．

**宮森**：エビデンスはどうかと言われると困るのですが…．

**藤沼**：「介護される側はお嫁さんのペットにならなくてはならない」，これは笑いました．

**宮森**：ペット理論．PET 検査ではありません．「ありがとう．おいしい．ごちそうさま，この 3 つの言葉を忘れるな」と言っています．これを忘れると，おむつを替えてもらえません．

## 序に代えて

**藤沼**：介護される側の心構えの教育は，ほとんどなされていませんよね．まあ，どこにも書いてありません．こういうのは，なんとしても本にしたいですね．

**宮森**：NG ワードもたくさんあります．文字にするとまずい…

**藤沼**：僕は不謹慎と言うふうには思いません．ユーモアやユーモラスは状況を作るのは医療の世界で軽視されていますからね．あと，「男の人に坐薬は嫌われる」(笑)

**宮森**：おじいさんにやると叱られるのです．

**藤沼**：この種の語録が豊富です．うまくまとまらないかなあ．先生の場合，家族へのうまい一言がありますね．よく緩和ケア系のテキストでは，オピオイドの使い方がどうのというコンテンツが多すぎて，むろんそれはそれとして重要ですが，人生論っていうか，人が生きてそして最期を迎えるってどういうことか，を学べるようなものがほしいです．

**宮森**：いかにこの仕事を楽しむかという観点が大切です．

**藤沼**：スタッフのバーンアウトが多いと言われる緩和ケアの領域では特にそうだと思います．

---

**患者の笑いが取れたら，勝ちです．終末期の患者が，笑ってしまう，これがポイントです．**

---

**宮森**：ちょっと毒もあるのですが…，ユーモアというほど品がよくはないのですが…，そういうのをこの本で上品に書けばいいでしょうか．

## 序に代えて

**藤沼：**レジデントとの対話形式で書くと，毒がなくなるかもしれません．回診の時，先生はよく言うそうですね．レジデントは家には返せないと思うのに，先生は返そうと言う．逆にこれは在宅でと思ったら，先生は，これは入院させよう言う．その感覚は，先生ならではだと思います．

**宮森：**基準とかいうとおかしくなります．その人のいる場所というものがあるのです．その場所を変えてしまうと，よくありません．とくに男性です．入院すると変になってしまう．お爺さんのことならいくらでも書けますね．手に取るようにわかります．どうしてかというと自分がお爺さんだからです．お爺さんというのは，老いたりとはいえ，野生動物です．その人たちを檻に入れてはいけないのです．先日も本当に悲しいことがあって，酒飲みの爺さんが食道癌になって，飲めなくなったのですが，ふらふらするので，奥さんが入院しないとだめというので入院させたら，せん妄になって，縛られて，可哀そうな最期でした．家にいればどれほどハッピーで大往生できたものを…．やたらに入院させてはいけません．

**藤沼：**本書の読者は若い層を想定していますが，当然若者は，お年寄りの気持ちがわからない．で，高齢者医療の際にお年寄りの気持ちがわからないとどうしようもないです．

---
### お年寄りの気持ちはまことに気宇壮大です．
---

**宮森：**年寄りにはわざわざ癌などと言わないほうがいいなどと言いますが，「どうもこれは悪い病気でね」などと言うと，「いや，そうじゃないかと思っていた．そろそろ歳だからいつ死んでもいいと思ってい

## 序に代えて

た」などといいます．告知はどうするとかいう前に，先刻承知しています．「今更ならなくてもよかったのに…」と言ったりもします．入院，治療を勧めると，断る．

**藤沼**：そういうときに若い医師は困ります．真剣すぎる人が多いので，考えすぎるのかもしれません．お年寄りの本音を，若い医師は，それは誤解に基づく発言では？と思ったりしちゃうのですが，実は本当だったりします．その辺を今まで誰も扱っていませんが重要です．

**宮森**：入院してせん妄になったりすると，まだいけるかなと思ったら帰してしまいます．

　帰すとすぐ治ってしまう．いま，ふらふら歩く人は，病院では抑制され縛られてしまいます．転倒すると事故になりますので，患者さんは，抑制されると怒ります．

**藤沼**：レジデントに語っている内容をぜひこの本に表現してくれればと思います．ところで，先生はスタッフ管理も気を遣っていますね．マネジメントも大事だと思います．結構バーンアウトする人も多いので．でも結構楽しくやっているようですね．普段の緩和ケア病棟のマネジメントのコツを開陳してくれるとうれしいです．

### 在宅と緩和とがあって，どちらも楽しくやっています．

**藤沼**：色んな意味で，在宅をやっているのが大きいですか？市立井田病院は，かわさき総合ケアセンターに，在宅ケア部門を持っています．緩和ケア部門でそういうセクションを持っているのはあまりないですね．あと，僕は興味を持っているのは，井田病院が公的病院であると

## 序に代えて

いうことです．公的病院でこのような病院を経営するのは大変だと思います．

**宮森**：川崎市はおもしろいところで，他の自治体だと，他の自治体の動向を調べてから新規事業をやるのですが，川崎市では他のどこもやっていないというのが売りになります．緩和ケア病棟も1998年12月から始める予定だったのが，都立駒込病院が11月から始めると言うので，なら10月からやろうと市の方が，言ったのです．でも在宅ケアも在宅で看取るまでやるのは容易にはできません．家族が死んでいくのを家族が看るのですから，そんなに簡単にはいきません．在宅支援診療所も単に数を増やすだけでは対応できません．しかし，われわれは在宅で最後までみるということを行っています．去年（2011年）32例を在宅で完全に看取っていて，今年は現在（2012年11月）同じ例数まで行っています．

**藤沼**：先生のところは地域の開業医先生方の完全なサポート側に回っていますね．「おいしいところ」は譲り，「苦しいところ」を自分で引き受けている．あれには感心します．

**宮森**：在宅をやると自治体病院と開業医の先生の間でトラブルも起きたりしますが，うちはいっさいありません．なぜかと言いますと，24時間連携といって，開業医の先生の在宅患者を登録しておき，何か急変したときは必ず入院させます．いま170～180人登録しています．これは癌患者だけではありません．終末期でも，家で開業医の先生が最期まで診られればいいのですが，家で最期まで私は診られませんという場合，われわれが引き取って診ています．

**藤沼**：僕は，そういうのは，おそらく地域で在宅支援をする病院のきわめて優れたビジネスモデルだと思っています．最初お話を聞いたとき，これは独立したほうがいいんじゃないかと，一瞬思いました（笑）．

# 序に代えて

**宮森**：在宅支援診療所を20床のクリニックですると，一番収支バランスがいいのです．

**藤沼**：先生のそうした構想は，時代を先取りしていたと思います．それも書いてほしいです．今私たちも緩和ケア病棟を計画していて，「井田モデル」でやろうとしています．

**宮森**：サテライト診療所群とバックアップの病院があれば最高のパフォーマンスになります．

**藤沼**：なかなか経営トップが理解できなくて，旧態依然のモデルから脱却できないところも多いようです．

**宮森**：全然変わってきますよ．2025年にかけて，全国的に老衰患者は溢れます．そういう人を病院で抱え込めるかといいますと，できません．

## 宮森先生の老衰論が非常におもしろい．

**藤沼**：ところで，老衰って何なんでしょう？実はあまりよくわかっていないのです．

**宮森**：老衰は奥深いテーマです．頭が老衰になると認知症になり，心臓が老衰になると心不全になる．足腰が老衰すると骨粗鬆症，全身が老衰すると本当の老衰です．嚥下性肺炎で，食べられないで食欲ないといって，脱水という病名をつけているけれど，あれは老衰なのではないでしょうか．

**藤沼**：老衰って，結局皆で決めるものという感じで，家族が皆老衰って言ったら老衰．

# 序に代えて

宮森：「嚥下性肺炎で亡くなりました」というと，「肺炎でなぜ死ぬんですか」と言います．「いやこれは老衰ですよ」というと皆納得します．

藤沼：この辺は，geriatrics が踏み込まない領域で，議論が欠けています．こういう話をぜひ本にしたいです．

宮森：老衰医者と呼ばれそうですね．

藤沼：対話形式がいいですね．若い医師と，この患者どう？と聞いて，ええっ！といったりするけど，あとで研修医は，実はそうかなと思ったりする．

　ところで先生の緩和ケア病棟は，無宗教の病棟です．

宮森：スピリチュアルな痛みというと難しいのですが，なにか支えがあって人間は生きている．その支えの9割は，家族です．ですから家族がいて家族が支えてくれるのですが，ときに家族のいない人がいて，さらに友人，知人もいない．趣味も，酒とタバコだけ．こういう場合は難しいです．私のところは，お酒もタバコも OK，パチンコ台も置いてあります．1〜2％の人は，本当に何もありません．本人によって立つ実存があればそれはそれでいいのですが，実存もない，友人，知人もない，趣味もない，酒とタバコのみ．こういう人が癌になったとき，この1％の人には，「南無阿弥陀仏」を唱えれば救われますよと言いたくなります．

藤沼：レジデントは結構それで悩むのです．この人，救いがないと．宮森語録に，「人生苦労してきた人と苦労してこなかった人とで，死に方が違う」とあります．

宮森：エリートで順風満帆，社長さんまでやった人，挫折のない人はきついことになってしまいます．自分が事業を立ち上げて社長さんで決断してきた人は大丈夫ですが，なんとなく流れに乗って自ら決断してこなかった人はきついです．どうしてよいかわからない．

藤沼：医師は若くしてそういう局面に遭遇します．悩んでしまいます．

# 序に代えて

そういう時にこういう語録があると学びます．自分が経験しない先の人生を，緩和ケアを通じて学びます．

**宮森**：ホームレスの人もいますが，ホームレスもホスピスで過ごせます．癌の末期も何のその，です．まことに地を這う生活をしてきた人は，強靭です．水商売をやってきたお婆さんも同じです．逆に自分で決定してこなかった人，安全な場所だけで生きてきた人は，「なぜ自分は悪いことをしてこなかったのに癌になってしまったのか」，と嘆くこととなってしまうのです．

**藤沼**：中年に，死に際を教育しなければなりません．

**宮森**：そういう勉強にはなっています．

**藤沼**：まさしく，それは，家庭医として成長するための重要な学びになっています．診療所の外来で時にそのような患者さんはいますが，もうどうしていいかわからない．何も声掛けができない．そこで宮森語録が生きる糧になります．

**宮森**：経験から導き出した言葉で，医師に対する緩和ケア教育プログラム PEACE (Palliative care Emphasis program on symptom management and Assessment for Continuous medical Education) を見ますと，国立がんセンターの論文で，癌や終末期の受け入れの悪い人に「学歴の低い人」と書いてあります．でも大違いです．学歴低くても，過酷な人生を潜り抜けてきた人は，非常に強固なものがあって，癌くらいではへこたれません．

**藤沼**：そうなんです．そういう教育を宮森先生のところで受けるのです．レジデントは．なかなかないのですそういう学びは．自分と違う人生パターンと出会う仕事ですからね．実際医学生は結構恵まれた家庭に育っています．非常に苦労した人のことはわからないことが多いです．で，そういう宮森語録一言で患者と対話して，「あ，そうなんだ」と．

# 序に代えて

**宮森：**実際に患者さんを診ているなかで，感じた確信なのです．患者さんとどうコミュニケーションをとるかで勉強しています．

**藤沼：**そのような内容で章立てをお願いします．本書のイメージは，仕事が終わって就寝前に読み継いで，2週間で読了する，最後まで読める本．リファレンスでなく通読できる．若い人が，「緩和ケア，在宅ができそう！」と思える本．

**宮森：**在宅終末期ケアですね．入院の緩和ケアはできることは決まっていて，あとはどんな人が入院してくるかです．私自身の関心は在宅にあります．

## 玄関開けたら異文化ワールド

**宮森：**いろいろなご家庭があります．最近のキーワードは，「玄関開けたら異文化ワールド」です．玄関開けたら全く違う文化が家族の数だけある．そう思うと面白くってしようがありません．いろいろなご家庭があって，ご家庭なりの文化があります．それを研修医の先生方が，新鮮な興味を持って診ていくということがいいのではないか．病気のことだけみていると，飽きてしまいます．治るものは治り，治らないものは治らない．開業の先生方も外来をやり始めると，血圧とかぜだけでみな同じような患者さんだけ診てマンネリになります．

**藤沼：**最近若手が開業していますが，そんな傾向にあるとも聞きます．在宅志向の医師がビジネススクールに行ったり政治に関心を強めたりすることもありますね．在宅医療の仕事自体は，比較的バリエーションがないので，30代半ばで，すでに臨床にあきてしまうようなことになることもあり，そういうのはあまり好ましくない兆候かなあと思

## 序に代えて

います．若手が在宅医療で開業する形態は，まだまだ工夫の余地がたくさんあると思う．臨床の深みに行く前に違う方向に行ってしまう．これからの在宅医療の質を，在宅専門の開業を増やすことで担保できるのか，その辺を僕は危惧しています．

---
**家庭というバラエティのある文化の違う世界がある．それに興味を持つことが大事です．**

---

**宮森**：医療の質の問題もありますが，ワンパターンになっていってしまったらいけません．うちの緩和もワンパターンになったら堕落なので，全部違う分析とケア計画をしていきます．同様に在宅においても，もっとこういう生き方もあるのか，こういうご家庭もあるのか，こんな変な（！）人たちもあるのか，と興味を持てば一生飽きないでできます．飽きないで仕事することが大事です．

**藤沼**：おっしゃるとおりです．そういう点でいうと，家庭医はおもしろいです．飽きない．ところで，若い人は「あるべき家族」観が狭くて，この家族変だとか，毎日見舞いに来ないのはおかしいとか，若い看護師もそうですが割と価値観が狭いです．

**宮森**：テレビでやっている家庭しか家族じゃないとか．夫婦は必ず仲良くなくてはならないとか．

**藤沼**：休日も一緒に食事に出かけるとか．でも，いろんな家族があるというのは大事な視点だと思うんです．

**宮森**：いろいろな家族があって，それをそのまま肯定して，われわれはそれを楽しむ．そういう気持ちがないときっと嫌になってしまいます．

# 序に代えて

> 対話する中で，自分で考える，
> それが本書です．

**藤沼**：事実の情報をまとめたものは，ネットに出ています．そういうものではなく，緩和ケアや在宅では，対話型の本が求められています．

**宮森**：若い先生に必ず言うのです．どこの病院にも医療の世界に飽きちゃっている医師は何人かいます．出すオーダーはいつも同じとか．新薬が出るとそこに一つ加えるとか．専門家ほどルーチン化していってしまいます．楽ですが楽しそうではない．

**藤沼**：昔研修医として教えた人で，今心臓カテーテルのスーパー専門医がいますが，彼と話すと，今年は去年より心カテの時間が15秒早くなったとか，自分の進歩とか実感できる数字が，そういうレベルの高みにいる人です．もちろん後継者を育てるということでいろんな人に教えているけど，自分自身はそれほどワクワクして仕事をしているわけではないって言っていました．

　ところで，僕は，自分のところのレジデントを宮森先生のもとにすでに15，6人送り込んでいますが，僕はこのローテーションの有効性に確信をもっています．反応や学びを見ていますと，彼らの戸惑いが実にいいのです．そのローテーションのあとは，患者さんと違う会話ができるようになります．

**宮森**：井田病院のある川崎市中原区は，日本人のすべての階層が存在します．セレブ系から四畳半暮らし，地主もいます．マンションもあるし一戸建てもある．そういう意味で勉強になります．

　最近読んだ本では，波平恵美子さんの「日本人の死のかたち」（朝日新聞社，2004）が印象強いです．何をこれから研究しなければな

# 序に代えて

らないかというと，家族の研究と文化の研究ではないか．在宅で最期を看取りましょうといったとき，そんなこと全然考えられないという家族が増えてきています．家族の死は想定外なのです．「目の前で家族が死んでいくのはとんでもない」と言います．死が想定外なのです．いったいこれは何なのか考えています．文化の問題に切り込んでいかないといけない．2013年の3月23日神奈川県緩和医療研究会があって波平先生に講演をお願いしました．文化人類学を押さえておかないと，これからの在宅や終末期を見るときには，だめだなと思います．文化から攻めていかないといけない．人が死ぬということでパニックなってしまう人たちが多いのですから．死を受け入れられない人は，認知症の親を延々と胃瘻にしてペットにしてしまう．人には死に時があるのですが，それを受け止めきれない．それは家族の権利ですが，変ですね．現実を受け止めていくということは大変ですが，全部見過ごしてきている．誰かが受け止めなければいけない親の死とかも見過ごしている．

**藤沼**：いつまでも生きていてくれないかとか．

**宮森**：施設に預けておいて，「死にそうになったら何とかしてくれ」という人もいます．

**藤沼**：うちの親大丈夫ですか？と聞くから，大丈夫じゃないと言います．

**宮森**：文化をもう一度作り変えないと大変なことになる．医療のことまでは医学でいいのですが，終末期から亡くなる前後は文化人類学の世界です．

**藤沼**：医学部で習った知識と自分の人生だけで対応しようとするから，難しいです．

**宮森**：年寄りは最後は胃に穴を作って栄養を入れて，心臓が止まったら心臓マッサージして，呼吸が止まったらレスピレーターを使うとい

## 序に代えて

うのが日本の文化になってしまいます．でもそれは違うだろうと．

**藤沼**：それも本書で一石を投じてください．食べられないのは老衰でしょう，とかね．

**宮森**：私は文書でなく，体に「DNR，胃瘻禁，挿管禁」と書いておきたい．文化が変な文化になっているので，再構築してほしい．その壁が分厚いのです．親の死や終末期を受け入れないのはいいのですが，他人にやらせないで自分で対処してほしい．

### 私が在宅医療に興味を持ったきっかけ

**藤沼**：宮森先生は，自治医大の一期生ですね．そのことと先生のキャリアは関係がありますか？

**宮森**：私は卒後2年半で診療所に出ました．そこで往診や在宅は大事だなと思いました．入院などするものではない．高齢者は当時，最後は家に帰って死ぬのです．それをみてこれは大事だなと思いました．9年の義務年限を終えていろいろ見ていたら，井田病院は昭和50年から在宅医療を行っていました．そこで行ったのですが，最初の2年半で在宅を見なかったら選択しなかったと思います．あとは5年半クリニックで一人で診療していたのです．超早期の状態は，何か変だな，何だかわからないけれども，診ているとそのうち病気が顔を出してくるのです．そういうことを経験して，プライマリ・ケアというか，早期から経過を追っていく中で診ていくことが大事だなと思いました．日常外来で診ていると3歳の子供が熱を出します．かぜかなと思って様子をみていると，3週間経つとまた熱が出る．お腹触ったら，hepatosplenomegaly（肝脾腫）なのです．結局，白血病のはじま

# 序に代えて

りだったのです．そのような状態になる前にどこかで見つけるのはたいへん興味深いです．だれも気が付かないし，自分だけ悦に入っているだけですが．臨床医学のエスプリといいますか，外来医学の神髄が分かりました．

**研修医が先生の話を聞いて変わっていくというのが理解できるような気がします．**

**宮森：**在宅支援診療所の医師には見にいって具合が悪いとすぐ入院と言う先生も多いのですが，在宅という限られた中で，臨床検査をして診断と治療を考えていく．それが臨床医学のエッセンスなのです．簡単によくなっても別に誰もほめてくれませんが．

　在宅か入院かを考えるとき，重症度とは一致しません．家でできる範囲なのか，できなくても家で十分なのではないか．入院してしまうと家族は負担になってしまう．本人は入院したいのか，入院したくないのか．いろいろなことを考えて入院を決める．入院なら予後はいいのか悪いのか．よくならなくても家の方がいいのか．Decisionと価値観が入ってきます．家族の価値判断もミックスしてどうしたらいいか決めていく．最終的に結果オーライがいいのですが，そうでなかったらまずいことになります．

**藤沼：**あとから振り返ったら，良かったのかなという医療の世界です．その辺も本書で敷衍してほしいですね．

**宮森：**高齢者医療は，在宅と施設があります．場面によってどのように異なっていくか．

# 序に代えて

**藤沼**：非癌の人をどう診ていくかは今後重要になります．エビデンスはあまりないのです．経験のある先生がぜひ言語化してほしいですね．ネット情報で取れる情報ではないかもしない．人間的な，個人の個性とかがほしいのです．

**宮森**：書けるかどうかわかりませんが，研修医との対話も考慮します．
　家に行って仏壇と遺影がある家は，死の受け入れがいいので，私は「仏壇スコア」と言っています．両親の遺影とお供えがあると3点．でも研修医から，文献はどこですか？と聞かれました．そんなの，ありません．

**藤沼**：「井田スコア，裏バージョン」ですね（笑）．

**宮森**：往診に行って，家で最期までという人は，だいたい仏壇，両親の遺影とがあります．ないと自分はどうなるかと聞かれます．日本人のスピリチュアルの基本とは，神や仏でなく，御先祖様なのです．御先祖さまが仏壇の中にいて，宗教は何でもいいのです．ですので，往診に行くと必ず仏壇があるか，じろっと見ます．最近は研修医もよく観察します．

**藤沼**：近年，年老いた両親と同居している独身の息子，娘が多いです．
　事例の中に医学的なパールを含め，薬だけではどうにもならないというケースがあるといいですね．困難事例がほしいですね．

**宮森**：高いのでなく安くてよい治療を提示することも大切です．日本の医療はいまだにバブル経済を引きずっています．本当に必要な薬だけを出す医師が必要になってきます．最初に往診にいくと薬を調べます．出てくるは出てくるは，それをまず整理します．

## 序に代えて

---
### 緩和医療は専門医療ではありません，地域医療です．
---

**藤沼**：われわれは「ジェネラリスト教育コンソーシアム」を立ち上げて，日本の高齢者医療のノウハウをアジアに発信していこうとしています．たとえば，中国は未来の高齢者社会に対しては，現在の医療システムが全く対応できないといわれています．先生の本も中国に発信してほしいです．それを通して世界平和に貢献できるかも（笑）．現場の臨床で格闘している医師が書いた本として世に問いたいですね．

**宮森**：緩和ケア講習会のプログラムは全部独自のものを使っています．

**藤沼**：それを本書に反映していただけるとうれしいです．医師対象の講習会で，緩和ケアのフォーマルな講習会ですね．

　緩和ケア専門医をどう養成するかはもちろん大事ですが，もっと緩和ケアを普及させるにはどうしたらいいでしょうか？

**宮森**：緩和医療は専門医療ではありません．地域医療です．私はそう主張しています．どこでもやっていかなくてはいけないのです．

**藤沼**：研修先も専門医のところで研修しないとだめという意見もあります．

**宮森**：われわれが相手にする人は，必ず最期になってしまうのです．最後は地域医療なのです．それを専門医でないと看取っていけないというのは論外です．あらゆる人がケアをしていかないといけない．

**藤沼**：これ緩和ケア適応だから，うちでなく，専門医よろしく，というのは違うような気がします．そういうような風潮が少しあります．

**宮森**：まずいです．あらゆる疾患の最期なのですから．

**藤沼**：うちではやることがないですからと言われたら，患者はショックです．

## 序に代えて

**宮森**：癌だけでなく，そのようなことを言われることがあるのです．それがまかり通ると，2025年には医師はやることがなくなります．

**藤沼**：緩和ケアは医療の本質ですよね．

**宮森**：かぜの治療とかエコー，内視鏡検査はだれでもできることなので，医師でなくともできます．どんどん消去していって医師でなくともできることを削っていくと，最後に看取るところだけが残るのです．生まれるところは別にして，最後だけは医師のコアの仕事として残る．そこはだれかに頼めない．

**藤沼**：以前「スタートレック」という映画で，Dr. マッコイというのがウワーっとスキャンすると全部診断が出る．でも，彼はコミュニケーションを大事にしていました．スキャンして診断名がでるという時代は，生物医学だと必ずやってきます．その究極まで行ったとき何が残るかというと，先生がおっしゃったようなことが残る．

**宮森**：有史以来それだけがコアの仕事として残っています．

**藤沼**：Geriatric Emergency(高齢者救急)のクオリティ・インディケータの保証は何によってされるかという研究があって，3つあり，1)痛みに対応する，2)認知能を調べているか，3)送っている側と話し合っているか，です．これがアメリカのクオリティ・インディケータです．つまりそれがやられていないということです．痛みに対応しない，認知能をみない，送る側と話し合っていない．実はいま日本でもこれは問題になっています．痛みは軽視されています．

**宮森**：癌の末期ですと，何が残されたQOLか．消化器癌だと，うまいものを食べて楽しく過ごせません．旅行もできない．残された機能でお風呂に入れる．たとえば肺癌だと食べ物が残されたQOLです．僕らはスピリチュアルな解決はできませんが，一生懸命身体的なケアをして，こんなにやってくれるのなら，もう一日つらいけど生きていていいかな，と思ってくれるようにやっています．南無阿弥陀仏と言

## 序に代えて

えば救われますよと言えればいいのですが，そうも言えないし．放っておくと患者さんは，早く死にたいなどと言い出します．それでは意味ないので，いかにこの世の未練を多くするかがテーマです．いかにこの世が楽しいかと持っていかないといけません．

**藤沼**：先生は，「未練は大事だ」と言っていますね．

**宮森**：未練をいかに作るかというようにしないと，毎日苦しくて動けなかったら早く死にたいと思ってしまいます．安らかに，楽しく最期を過ごす，を目指します．

　大学病院に2，3か月入院していた人が，我々のところに転院し3か月ぶりに風呂に入れたら，最高に気持ちよくてこのまま死んでもいいというのです．身体ケアには，それほどの価値があるのです．

---

### 本書では先生独自の痛みのケア，処方のしかたも開陳してください．

---

**藤沼**：ややカウンセリング寄りの雰囲気があるのです．体をケアすることの重要性ですね．本田美和子先生（国立病院機構東京医療センター）が紹介しているフランスの「ユマニチュード」です．身体ケアですね．本書では，特殊の痛みのケアも開陳してください．

　また意外な薬の使い方もお願いします．痛みは個別性が強く，単純な身体的な病気だけでなく複合的なので，そのときどういう処方をするか，エキスパート的なパールをお願いします．

**宮森**：舌下投与など皆に教えています．デパスの舌下などはいいです．

**藤沼**：緩和ケアにおける処方は難しいです．

## 序に代えて

**宮森**：往診は好きです．お宅拝見で興味は尽きません．現代日本は，単一民族とは思えません．家族ごとに異なる文化で新鮮な発見があります．往診は研修医にとって最高の学習の場です．この人は違う星の人だと思える人もいます．

**藤沼**：ある精神科医によると，他者を援助したいと心から思っている人というのは心の病いをわずらいやすい人が多いとのことです．まあ，僕はそういうタイプじゃないですが（笑）．仕事だからやってますってタイプですが，宮森先生も，根っからの援助者というタイプではないように見えます（笑）．看護師さんなどで，根っからの援助者で病んでしまう人がいます．本気すぎて笑えない．

**宮森**：うちの在宅のスタッフも，おもしろい家族などいると，面白いねと言ったりしています．

**藤沼**：それが患者にもいい影響を与えたりしますよね．「変わってるね，お宅」が意外な効果を与えたりしますが，まあ，注意深く使いますけどね，そういう言葉は（笑）

**宮森**：文化人類学の先生に在宅ケアの世界に入ってもらいたいです．フィールドワークとしては最高です．訪問看護の世界で文化人類学の研究をしたら大変な研究ができます．日本の今の世がもう少し理解できるような気がします．今の社会の動きがアウトプットしか見えていませんが，なぜそうなってしまうのか皆わからないのではないでしょうか？たまにすごい事件が起こるとなぜかなと思うのですが，おそらく百件の異常な事件のうちの1件でしかない．それに近い事件はたくさん起きていると思います．

**藤沼**：宮森先生が往診に行って，「どうだ，面白いだろう」というと，まじめな研修医が「え？」で，「どんふうに問題解決したらいいですか」と尋ねると，「こんなもんだよ」というと，まあ仰天する（笑）．

**宮森**：面白いからやっています．

## 序に代えて

**藤沼**：その感受性がないと若い人は皆病んでしまうかも．

**宮森**：変わった家に行くと，こちらも楽しくなって，「また来てね」などと言われたりします．日本の家庭は異文化に満ちています．文化人類学というとへき地の農村漁村を対象にしていると思われがちですが，都会のど真ん中でやると面白と思います．

**藤沼**：僕も，ある在宅患者さんの家に入れなくて，窓から「元気？」と聞いたりしました．で，クリスマスで家族が三角帽子をかぶって，ラーメン屋で撮った記念写真を見せてもらいました．それを見て，「これはアリかな」と思いました．

---

### 普通の家と変わった家が不連続に存在している，それを楽しむことがキーです．

---

**宮森**：往診に行ったら，患者さんの寝ている周りに段ボールの荷物が縦に積んである家中が荷物のようなヘンな家なのです．そこに昔の家族写真があって，写真では普通の家族なのですが，その変わった家の内部が不連続になっていて，普通のことが普通に起こって，最後にこうなったんだ，そういうことがあるんだということがわかりました．昔の写真は普通なのです．今は寝たきりの婆さんと心が病んだ娘がいて，荷物が縦に積んである．家の入口もわからない．普通の家族と変わった家族が不連続に存在している．いや，これはどこの家でもありうるんだなと思いました．

**藤沼**：深い洞察です．そういう経験を重ねると，受け入れの幅が広くなりますね．

# 序に代えて

**宮森：**あんな変な家には往診でないと入れません．おそらく今後在宅を進めていくにあたって，家庭の歴史と文化を理解することは非常に重要になると思います．

**藤沼：**それはまったく書かれたことがないですよね．

**宮森：**本当に，変な家と普通の家が不連続につながっているのです．

**藤沼：**人間って面白いなという感覚が，プライマリ・ケアのキーワードかなと思ったりします．

**宮森：**「飽きない地域医療」がキーワードです．

**藤沼：**発見があるし，自分も変わる．楽しい地域医療というメッセージがどこまで伝わるかが本書の成否のカギですね．
先生言われませんか，「何で上機嫌なんですか？」と（笑）．

**宮森：**いつも言われます．

**藤沼：**上機嫌な緩和ケア，ですね．こちらも楽しみ，患者さんも楽しい，そんな本にしたいですね．

本書のコンセプトは以上です．

　では読者の皆さん，「たのしい緩和ケア・面白すぎる在宅ケア」の扉を開けて，どうぞ中へお進みください．

# I　たのしい緩和ケア

# ① たのしい緩和ケア

**研修医：生きていて良かったと思えるケアとは，どんなケアですか？**

3か月大学病院で風呂に入れてもらえなかったある患者は，緩和ケア病棟に移られて，すぐに入浴して出てきて言った言葉は，「最高に気持ちよくてこのまま死んでもいい」であった．

　緩和ケアは，癌の苦痛に悩む患者を対象としているが，こうした患者ばかりみていて，医師や看護師の精神状態は，どうなるのかと心配になるかもしれない．しかし，そうした心配への回答は，患者に対する考え方とケアにある．

　我々の緩和ケア病棟では，入院する患者に対して，「その人らしく，生きていてよかったと思えるケア」をめざしている．患者ごとに，その特異性，個別性を評価し，尊重する．そして，その患者ごとに，どうしたら楽しく過ごせるかという作戦をたてる．

**研修医：苦痛を緩和することは，当然ですが，それだけで患者は，満足しません．**

　天井を見て寝ているだけでは，「早く逝きたい」と言い出す．「早く…」という患者に対しては，一日一日，ぎりぎり生きていてよかったと思えるケアを提供していくことが要求される．あたかも，千夜一夜物語のように，患者は王様，我々は，毎日毎日を乗り越えて千夜の話を語るシャハラザード姫のように，毎日，患者が死にたいと言わないように，ケア

を進めていかなければならない．逆説的になるが，患者にとって，この世の未練を提供していかなければならないのである．

### 研修医：患者のケア作戦を立てると言いましたが，具体的にはどうするのですか？

患者のケア計画をには，大まかに「ケア作戦」を立てていく．消化器がんではなく，食事が食べられる患者で食べる事が好きな場合は，食い物作戦，風呂が好きならば，風呂作戦，音楽が好きならば音楽療法を提供する．患者と家族が人生を生き切るためにどうすればよいのか，作戦をいろいろ考える．

また，スタッフが楽しくケアをすることが，患者も楽しくなることにつながる．スタッフが暗い顔をしていて患者が楽しいはずがない．

### 研修医：患者の笑いがとれたら大成功ですね！

がんに苦しめられている患者や家族から笑顔・笑いがとれれば，大成功．しかし，癌で苦しんでいる患者から笑いをとるのは，簡単ではない．思わず患者も笑ってしまったというのが良い．無理に笑いを取りに行っても，ニガ笑いになってしまう．なかなか簡単ではない．

職員も楽しくなければ，職場ではない．職員まで，暗くなってどうする．患者も家族も，笑顔でにこやかな職員に癒されることもある．職場は，基本的に楽しいことが第一条件である．

### 研修医：宮森先生の言う「楽しい緩和ケア」の目標は，どんなところにあるのでしょうか？

こうしたケア計画を含めて，緩和ケアの評価とプランは，患者ごとに，すべて個別性に配慮したテーラーメイドな治療とケアでなければならな

# 「生きていてよかった と思えるケアを 提供しよう.」

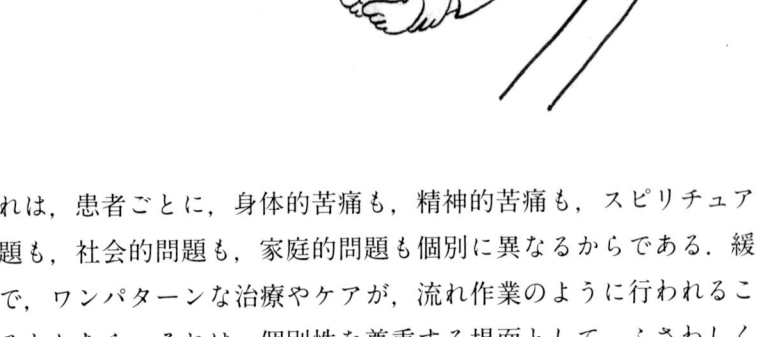

い．それは，患者ごとに，身体的苦痛も，精神的苦痛も，スピリチュアルな問題も，社会的問題も，家庭的問題も個別に異なるからである．緩和ケアで，ワンパターンな治療やケアが，流れ作業のように行われることになるとしたら，それは，個別性を尊重する場面として，ふさわしくない堕落であると考えている．

年若い者も含めて，患者が癌で命を奪われていくことは，心痛むことである．しかし，天寿の全うが叶わないのであれば，せめて，十分に生きてもらいたいと願っている．我々の緩和ケアでは，癌の苦痛が緩和されて，十分に生きた時間が提供できて，「生きていて良かったと思える」ことを目標としている．患者が十分に生き抜いたことができたと確信できれば，緩和ケアにかかわる医療スタッフが，燃え尽きたり，うつに陥ることは，ない．

そのために，患者が「楽しく過ごす」ことができる環境が必要である．こうした意味で，「たのしい緩和ケア」なのだ．

# ② たのしい緩和ケア・面白すぎる在宅ケア

**研修医：患者さんは，「あなたの癌治療は，終了しましたので，今後は，緩和ケアに専念してください．ついては，緩和ケアのある病院を紹介しますので，そちらに行ってください．」と言われて外来に来るのですが，まずそのような患者さんにどう対応するのかを教えてください．**

　癌専門病院から紹介される患者さんは，こういわれて，「緩和ケア」とはなんだかわからずに外来を訪れる．癌や非癌の苦痛緩和のことを緩和ケアといわれる前は，ターミナルケアとか終末期ケアと言われていた．いまでも，そうした言い方をする人もいる．終末期という言い方が，あまりに直接すぎるし，本人に，「これからは，終末期ケアの方に移行してください．」というよりは，よく癌専門病院で「緩和ケアに専念していただく方針に決定しました．」などと言う方が，なんだか素敵な感じの世界に紹介される気がするのかもしれない．

　一般的に，医療の世界では，肺がわるいとか，心臓がわるいとかの身体的症状の問題が基本的に第一義の問題となっていて，それに，うつや不安などの精神的な問題も，大きな問題を引き起こしている．それらの解決に，医師や看護師などの医療スタッフは，日夜，奮闘しているわけである．

最終的には，患者が亡くなっていくことの多い緩和ケアの世界では，こうした身体的問題や精神的問題に加えて，社会的・家庭的問題やスピリチュアルな苦痛などという，つかみどころのない課題も，解決すべき事になっている．なんでも全人的に対処しなければならないとされている．
　これは，昨今のいわゆる急性期病院でよく言われる「当院に入院された急性期病状の改善という目標はとりあえず解決し，治療のゴールは，達成しましたので(疾患の根治や精神的苦痛や家族の心配や介護の心配などは，当院の知ったことではないが)，急いでご退院ください．」というようなスタンスとは，まったく真逆で，患者や家族のあらゆる相談にこたえていかなくてはならないということだ．
　全人的とは，患者の人生を受け止める，さらには，家族の苦痛にも向き合わなければならない，とても面倒な対応をすることである．　全人的対処する事と，患者を急性期と慢性期に切り分けて(病院にとって)能率よく，病気の一部だけに対応しようとする現在の医療体制とは，かくも異なるなるスタンスにある．担当する医療スタッフは，患者・家族のすべての痛み悩みに対応しなければならないということで，大変なことおびただしい．

**研修医：全人的苦痛を緩和せよ，と言われてもどうしてよいかわかりません．**

　全人的苦痛とは，一般的な緩和ケアの教科書では，身体的苦痛，精神的苦痛，社会的苦痛，スピリチュアルな苦痛の4つの苦痛を考えよとされている．要するに人間とは，こうした多面的存在であり，癌も持っているが，家庭もあり，仕事もあり，趣味もあって，色々な面を持った複雑な生き物であり，それぞれの面について，もれなく対処する必要があるということである．我々臨床家＝主治医の仕事は，生身の患者という多面的存在を相手にしているわけで，表に出た症状だけを相手にしているわけではないので，当然といえば当然なのである．

4つの面の苦痛とは，間違いではないが，我々のケアセンターでは，さらに家庭的苦痛を独立したカテゴリーとして加えて，5つの苦痛として，患者の分析をしている．WHOでは，社会的苦痛の中に，家庭・家族の問題を含めているが，それでは，家庭医療学は，社会医療学になってしまう．これほどに，家庭・家族の問題が，医療やケアの重大な課題となっている時代なのであるから，家庭・家族に由来する苦痛を分けて，検討する必要があると考えている．

**研修医：全人的苦痛の緩和は，奥が深いですね．**

全人的に人を理解するとは，考えてみれば，大それたことである．たまたま，身体的苦痛は，病院や診療所で，医療者のみで，かなりの程度理解することはできるが，精神的苦痛では，すべてにうつや不安の評価スケールを行うわけにはいかないので，患者との会話や診察の中で，評価していかなければならない．

**研修医：社会的苦痛は，広大で奥深い領域ですね．**

社会の問題のうち，経済的な問題は，丁寧な話し合いで，比較的理解が容易である．保険の自己負担率から，患者の負担額を想起し，なるべく安くて良い処方をする気使いも必要となる．また，家族が仕事のために，患者に付き添えない事態は，パートや派遣の仕事を休むことで，収入減となり，家計が賄えない事で，納得できる．現実，癌という病気を背負ってことで，経済的に行き詰まり，治療の断念につながりかねない状況は，少なくない．癌患者というレッテルが，患者を会社や家庭内での，孤立を進めている場合もある．

さらに，社会的苦痛の背景にある，民俗学や文化人類学の領域で扱っている風土や文化の深みに心を通わせることで，やっと理解することのできる，地域社会に生きる人としての苦痛を受け止めることができる．

**研修医：往診・訪問・在宅ケアの重要性と面白さをどうしたら学べるのでしょうか？**

　地域の文化や一族の歴史に根差した社会的背景や苦痛とは，病院で患者や家族に話を聞いて理解できるものではなく，家庭に出向いて，初めて，地域や家族の文化や歴史が理解し，発見できることがある．こうした意味で，往診や訪問などの在宅ケアの現場は，患者や地域の文化的背景を理解する場面として，決定的に重要である．

　また，家族の歴史や家庭の真実を理解するためには，家庭訪問なくして，困難である．入院中の患者・家族のイメージと，往診・家庭訪問したときの家庭・家族の実態とは，大きく異なっており，患者の表情や姿も，在宅では，入院中のものとは，まったく異なる．往診・訪問で患家の病室のベッドサイドに行って発見するものには，劇的な違いがある．往診・訪問で，患者・家族・家庭に新しい発見があり，患者と家族の関係をやっと納得できたこともある．患者の文化的背景を発見し，患者のスピリチュアルなものを訪問で見出すこともある．一族の歴史や由来，家族の関係性を理解することもできる．とにかく，往診や家庭訪問を行う在宅ケアは，発見が多くて，飽きない，面白すぎる．

**研修医：主治医としての責任感と面白さも学べたらと思います．**

　主治医の責任感などというものは，いまどきの医療の中では，軽いことおびただしいのかもしれない．医療の世界が，説明と同意を前提とするようになって，あらゆる責任は，患者の自己責任のようになってきた．主治医の責任感などは，だれも期待してはいないのだといわれれば，それまでである．しかし，人生のかかった癌患者の全人的苦痛に応えるとなると，主治医は，いやでも患者の人生と対峙していかなければならない．それは，主治医を余りにも重い気分にさせる．

## I たのしい緩和ケア

**研修医：全人的対応・緩和ケアと在宅ケアはやっていて，飽きないものでしょうか？**

　むしろ，私は，次から次へとあらわれる患者とその家族の在り様の多様性に，絶えず興味と関心を感じざるを得ない．世の中には，なんと多様な患者と家族がいるものだということを毎日感じながら臨床を行っている．外来や入院で患者に出会い，在宅へ往診に行くと，入院中や外来とまったく違った患者や家族の姿を見出すことになる．在宅患者の背後に広がる家風，風土，文化の片鱗をふれるにつけ，この文化にして，この患者ありとの感をつよくする．それが，患者ごとに，家族ごとに，大きく異なっていて，「玄関開けたら異文化ワールド」という感を深くしている．往診するごとに，新しい文化に触れることができる．こうした新しい発見をしていると，毎日臨床をしていることが，毎日新鮮で，まったく飽きることがない．特定の臨床領域のみを専門とし，特定の病気のみを診ていると，長い臨床医の生活の中では，飽きてしまうことがあるかもしれない．治る患者は，治るが，治らない患者は，治らない．毎日同じような患者が現れると思った瞬間，マンネリの隙間に医師は，はまり込んでしまう．開業では，まじめな先生は，医師会活動に，運動好きは，ゴルフにのめりこむ．勤務医では，定型的でマンネリな医療にはまり込み，定年待ちの医師になりがちである．飽きないで，毎日の臨床を続けていけるようにすることは，医師とのライフプランとしても重要だ．患者を全人的に対応していくと，臨床医は，生涯，飽きないで，仕事を続けていくことができる．

「緩和ケアは，人生経験・
在宅ケアは，異文化交流．」

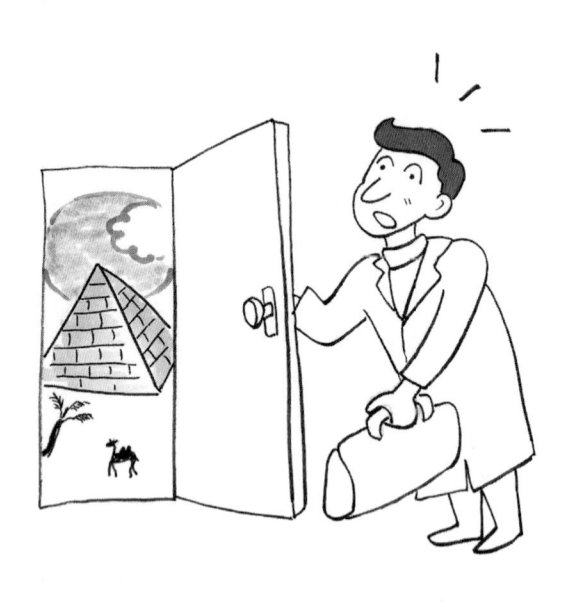

## 3　緩和ケアはQOLを優先する

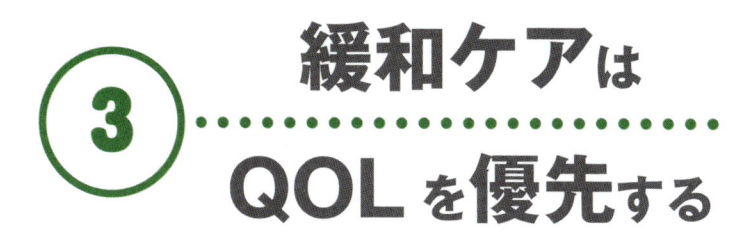

**研修医：宮森先生，血圧が下がり気味で，SAT（血中酸素濃度）も悪い患者が風呂に入りたいと言ってますけど，どうしますか？ いつ，急変するかもしれない患者が最期に自宅を見に行きたいと言っています．無理ですよね．**

　リスクを侵しても，患者のクオリティーを確保する必要のある場面が出て来る．ふつうの病院では，状態の悪い人は，入浴も，外出もさせない．安全が担保されないからである．病院では，安全が完全に担保されないと，患者を危険な目に合わせることは，医療安全上，絶対にさけようとする．予測できる危険を避けないで，事故を起こした時には，病院は，責任を問われる時代である．

　たとえば，高齢者が入院する．少しふらついて，一人では，歩くのがややおぼつかないが，寝たきりというわけでもない．夜間に，高齢者は，大体頻尿になる．男性高齢者は，特に，夜間は，頻尿，残尿で，忙しい．漏れそうになって慌てて，トイレに駆け込む．漏れそうになって，走ろうとして，躓いて転ぶ．ナースコールを呼ぶのも忘れるか，慌てていて，コールしないで，ベッドから慌てて走ろうとして，下手をして転倒すると，大腿頸部骨折や脳震盪を引き起こし，軽い傷だと，次からは，抑制帯を

使われてしまう．抑制帯を急にされると，たいていの高齢者は，怒りに震えて，大声を出したり，暴れたりする．すると，譫妄ということで，鎮静剤を打たれてしまう．するとそのまま，立ち上がれずに，寝たきり化してしまう．安全対策で，寝たきり化する典型例である．病院では，大なり小なりリスク管理が，患者のQOLを圧倒している．

一方で，緩和ケアでは，リスクを慎重に読み取って，過剰なリスク管理により，患者のQOLが悪化しないように注意深く，慎重な対応を心掛けている．

必要に応じて，状態の悪い人でも，血圧を測りながら入浴させたり，外出を許可したりしている．こうした対応をするには，本当に具合が悪い状況や，大丈夫なギリギリの状態を見定められないと無理である．

**研修医：リスクとクオリティ―それが問題なのですね．**

安全のために，患者のQOLを損なうのではなく，それでも患者のクオリティーは，リスクを超えると覚悟をきめて，責任を持ってリスクをとりに行く場面がある．その覚悟をもてるかどうかである．当然ながら，緩和ケアは，QOLを指標に，辛くない，楽しく過ごすことを優先している．緩和ケアでは，どのようにしたら，ギリギリ安全を担保できるかを，経験的に，評価，予測して，クオリティーを取りに行く．こうしたスタンスを持って，患者のQOLを攻めていかなければ，QOLは確保できない．何か月ぶりかで，入浴介助をされて，「このまま死んでもいい」といった患者の気持ちを，このままでは，死なせないが，死んでもいいくらいに気分よくしてやる気持ちで，入浴させることのできる病棟スタッフの心意気が，こうした対応を可能にしている．

# 「クオリティーはリスクを超える」

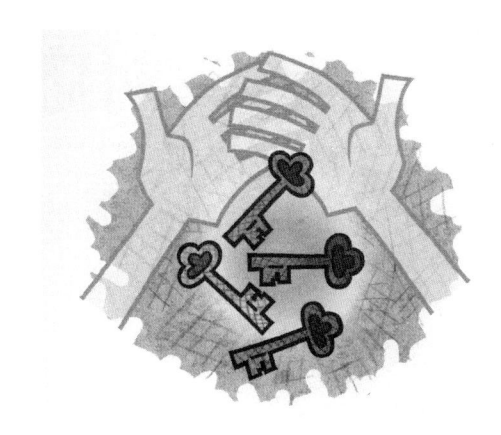

**研修医**：クオリティがリスクを超えるようにしないと緩和ケアは成り立たないと？

　当然ながら，これは，安全軽視ではなく，むしろ，血圧を測りながら介助浴にしたり，バイタルサインの異常のないことを確認して，家族に介護指導し，外泊を許可したり，事故の起きないことを前提に，ギリギリの安全域を，攻めるということである．こうした慎重な計画と努力の末に，経験に基づいた予測の上に，クオリティーがリスクを超えるようにしている．そうした努力なしには，緩和ケアは，成しえないと考えている．

　危険だから，とすべてに過剰に安全域だけを目標に進めば，かえって，患者のQOLは低下し，ベッドで寝ているだけの人生となってしまう．何もしないことが安全であれば，プロの緩和ケアはいらない．

## 4 DNAR対応だったはずの家族が心マを始めている！

**当直看護師長**：一般病棟で，日中，主治医から，がん末期なので，最期は延命処置せずに対応することで，説明と同意の済んでいるはずの家族が，患者の心停止に何もしないスタッフに激怒し，家族が心マッサージを始めています，何とかしてください！

　がん末期や老衰の末期に，人工呼吸や心臓マッサージなどの蘇生術を無理にせずに，尊厳ある最期を看取るというDNAR (Do Not Attempt to Resuscitate) は，多くの医療現場や市民社会に受けいれられてきたが，医療の現場や市民の側の温度差は，まだあるようだ．

　DNARは，患者や家族の自己決定の問題のようであるが，医療の意味と文化の問題でもある．もともと，癌の末期や老衰の末期に，蘇生術の意味があるかと言えば，蘇生術を施行しても回復する可能性は全くなく，患者の体が傷むだけなので，意味がない．意味がないことは，本人・家族の意志があっても，医療者としては，むしろすべきでないと考えられる．いまだに，こうした患者に，蘇生術を施行しているところは，家族に，「医療看護としては，精一杯の事をいたしました，これ以上の事はできませんので，患者の死を受け入れてください．」という暗黙のメッセージを示していると考えられる．家族もこうした激しいパフォーマンスを見せつけられて，仕方なく，患者の死を受け入れるという葬送の儀式のようなものである．

**研修医：なぜ，DNAR の署名を行って，患者の最期を受け入れたはずの家族が自ら心マを始めることになってしまったのでしょうか．**

　病棟スタッフは，DNAR ということで，心肺停止時に何もしないと，誤解していた．当番の看護師も人を呼びに出て，家族だけで心停止の場面に立ち会ってしまった．確かに，患者に関しては，処置は何もしないのかもしれないが，家族ケアを何もしないでよいわけではないのである．準夜の看護スタッフは，ベッドサイドの心電図モニターが徐脈になるのを見て，急いで，当直医に連絡しに出て行った．あいにく，当直医も処置中で，連絡が取れず，忙しい準夜の仕事をこなすうちに，家族だけで，心電図モニターが停止するのを見て，いたたまれず家族が心マを始めたという次第であった．

　うろたえ，激高する家族が，心マを始めたのをみて，看護師も仕方なく，心マの手伝いを始めてしまい，医者は，何をしているのだ，患者の心停止に誰も来ない病院とは，なんだと，患者を取り囲んだ家族が怒りに激高する中に，偶々，帰り遅れた医者が入っていた次第である．これ以上心マをしても，骨が折れたり，体が傷つくだけなので，やめましょうと言っても，いまさら何を言うか，遅れてきて何の言い草だと，激しい罵倒の嵐の中で，死亡の確認をするが，怒りと号泣の何で，家族にかける言葉は，見つからず，ひたすら家族の罵詈雑言を聞くのみであった．

**研修医：DNAR の基本的な姿勢を教わっていません．**

　問題は，DNAR なら何もしないのですね，と誤解して，看取る家族のスピリチュアルペイン，つまり，家族を失う痛みに，終末期ケアとして向き合い，家族に寄り添い，支えるという基本的な姿勢の欠如が原因なのだ．DNAR であろうが，FULL　FIGHT（全力戦）であろうが，家族を失う痛みは，変わらない．病状が悪く，終末期の状態であるとの説明をしたら，家族を，そのままに置いておくのではなく，家族の気持ちを

# 「家族の怒りには，理由がある．家族のスピリチュアルペインをケアせよ．」

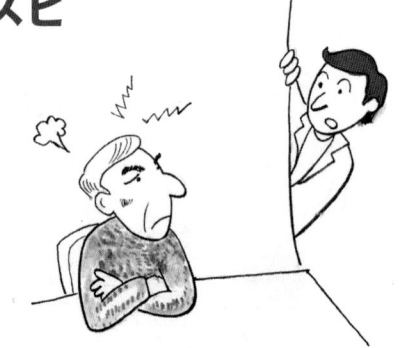

　傾聴し，家族の痛みに共感と支援を行うケアを行うことを忘れてはいけない．DNAR対応の家族には当然ながら，FULL FIGHTの家族にもなぜ，終末期に無理な蘇生を願うのか，家族の痛みの表現ととらえて，家族の看取りにあたってのケアを行うべきなのである．

**研修医：看取る家族へのケアは，病棟運営の必須な看護手順にするべきケアだということですね．**

　家族へのケアなしに，末期患者を安全，平穏にお見送りできるとは，決して思わないでもらいたい．家族のスピリチュアルペインに対するケアなしでは，家族に癒しがたい傷を負わせるばかりでんなく，看護スタッフにも深いトラウマとなり，下手をすると何もしてくれなかったと医療訴訟にも発展する原因になる．家族を失う痛みからは，巨大な怒りや悲しみのマグマが吹き上げてくる可能性があることを知るべきだ．
　家族のスピリチュアルペイン・家族を失うという痛みには，病院が吹き飛ぶほどの巨大なエネルギーが隠されている．感謝されるか，罵倒されるかの分かれ道がある．

## ⑤ もう，がんや老衰の終末期に，挿管や心マッサージなどのパフォーマンスは，やめよう．

**研修医：終末期の蘇生術についての宮森先生のお考えをお聞きしたいのですが．**

　がんや老衰の進行した患者が，いよいよ，息や脈がなくなった時に，静かに最期を迎えることは，なかなか難しい．病院や診療科によっては，未だに，終末期の患者でも，呼吸が止まれば気管内挿管して人工呼吸をし，心拍が停止すれば心臓マッサージをするという手順がごく普通に行われているようだ．

　家族は，患者の心肺が停止することを容易には受け入れることできない．少しでも，長く生きてもらいたいというのが人情である．そうした人情に沿った対応が，とりあえず，呼吸が止まれば，人工呼吸をし，心臓が止まれば心臓マッサージをするというのが，少し前までの医療現場の対応であった．挿管人工呼吸や心臓マッサージの方法というのは，とても激しい治療で，家族が見ていても，もう辛いからやめてくれ，これだけしてもらえれば十分ですと，家族への医療側からの十分やりましたというパフォーマンスとしては，過剰に刺激的な蘇生術である．

　しかし，この蘇生術は，名前の通り心肺蘇生させるための処置であるが，癌や老衰の終末期に行った場合は，回復することは全くあり得ない．ほとんど，家族に最期を納得してもらうための，儀式のような場合が多い．

あまつさえ，患者の身体には，多くの負担をかけ，挿管は，気管や口腔を傷つけ，心マは，胸骨や肋骨の骨折を来す．終末期患者にとっての蘇生術は，効果がないのみならず，かえって遺体を傷つける可能性が高い．終末期の患者への蘇生術は，もし，効果が期待されない場合には，無意味な処置となり，むしろ，選択すべきではない処置となる．

**研修医：最近は，多くの病院や診療現場で，終末期の患者への蘇生術を控えるDNAR(Do Not Attempt to Resuscitate)オーダーが，患者・家族と医師との間の話し合いの結果，考慮，決定され，書面で確認する場合が多いですね．**

　DNARの家族との話し合いは，医療チームにとってもデリケートな内容である．家族にとって，DNARによって，患者が安らかな最期を迎えることができる可能性があるが，一方で，何秒か何分かの時間を失う可能性がありうることで，判断を鈍らせることがある．
　一般的に，安らかでも短い最期と，安らかではないが，少し伸びる最期とどちらにしますかと，家族に迫るような，相反する決断を迫るのは，家族が引き裂かれる感情を持つことになる．

**研修医：家族は，そうした引き裂かれた判断をすることができませんね．**

　そうした相反した判断を人に迫ってはいけない．または，そうした状況判断なく，延命にしますか，看取りにしますか，どちらにしますか，と，まるで八百屋さんが，ナスにしますか，キュウリにしますか，言われた通りにいたしますぜ，と聞くのと同じでは，お前は，誰かに言われた通り，人の命の時間を左右する医師なのか，と人としての不信感を抱かれても仕方がない．

# I たのしい緩和ケア

## 「DNARにしますか，延命にしますか，どちらにもしますよ仰せの通りにと，患者や家族に聞いてはいけない．」

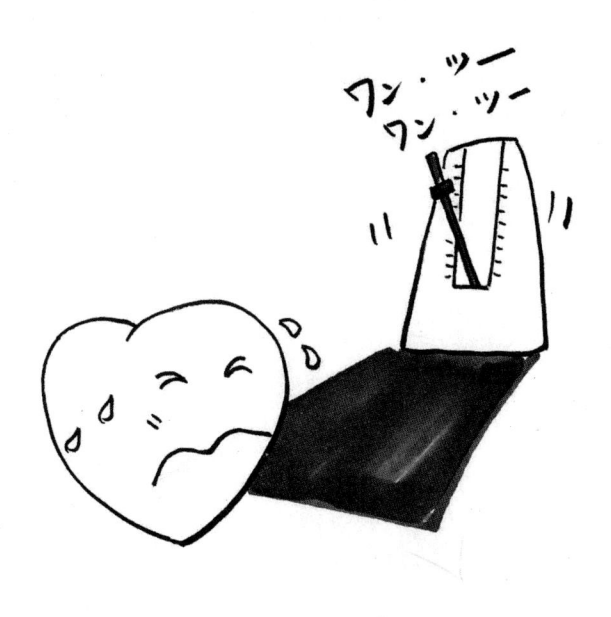

　医師は，専門家として，当の患者で，延命蘇生術の意味があるのか，ないのかを家族に説明する義務がある．専門家としての判断として，意味がないと考えられれば，意味がないと説明して，患者・家族の判断と合意を得る必要が出てくる．そうしたプロセスをへて，DNARの確認をとるべきである．医師は，専門家としての役割を期待されている．

41

# 6 コミュニケーションは難しい

**研修医**：昨日，初診で紹介されて来て，患者と家族に，病状が進行して，かなり具合が悪いので，これからは，緩和ケアとして，つらい症状を取っていきましょうと説明したのに，今日は，田舎から来た親類と一緒になって，がんセンターに紹介してもらって手術をしてもらうと言ってます．昨日，あれだけ，病気が進行しているといったのに，どうなってるのでしょう．

　医療の現場では，患者家族とのコミュニケーション能能力が問われる．医師とコミュニケーションがとれないと，患者・家族の不満が高まる．親類縁者の多い患者の場合には，次々来る家族や親類から病状を聞かれる．親類へ家族から説明されると，誤った情報が伝わる可能性が高いので，直接，主治医から説明したほうがよい．しかも，一回の話で，本人・家族が理解できていることは，まず，ないと思ったほうがよい．

**研修医**：患者や家族に，「前の主治医からなんと説明されていますか」と聞くと，十中八九は，何も聞いていませんと答えます．

　説明は聞いているはずであるが，何も聞いてはいないのである．確かに，1回聞いただけで，理解し，記憶している人などいるはずは無いのである．

癌ということばも，きちんと使う必要もある．以前，ある家族からの強い希望で，患者への説明で「がん」という言葉は，使うなと言われて，「腫瘍ができて，それが，他に飛火して」と，説明したところ，患者があとで，「ああ良かった，がんじゃなくて」と言われて，愕然としたことがある．

病状の説明も，言葉だけで，説明しただけでは，患者にも，家族にも，伝わっているとは思えない．図を描いて，何度も同じような話をして，やっと伝わる．しかも，患者も家族も，自分に都合の悪い情報は，頭に入っていかない．

特に，予後の受け入れは，難しい．我々のところの研究では，主治医の予後予測よりも，家族の予後予測の方が長く，家族の予後予測よりも，さらに，患者の予後予測の方が長いという結果が出ている．（佐藤恭子他：主治医と患者・家族における「予後認識のずれ」についての研究　死の臨床研究会雑誌．p.145, vol.136, No1, 2013, 6月）主治医が余命を週単位と考えても，家族は，月単位と認識し，患者は，時には年単位と考えていることがある．患者が急に亡くなったりすると，主治医がヘマをしでかしたのではないか医療事故ではないかと，疑惑の眼差しで，追求してくることがあるのは，このためである．

あれだけ，何度も家族には，説明したのだから，患者が急に具合が悪くなったのも，理解しているはずだ，と考えるのは，過剰な期待というものである．病状の区切りことに，家族には，きちんと座って，図を描いて，説明していくことが必要である．

病状の説明は，何度でも，患者も家族も，親類も，納得のいくまで，説明していく心構えでないと，「先生は，何も説明してくれない」という不満ばかりが渦巻いていくことになる．

しかし，一方，患者は，「あなたは，がんの末期ですよ．いつ急変して亡くなるかわかりませんよ」などと何度も説明されたいとは思っていない．そんないやな話は，一度聞けばよい，二度も三度も聞きたくない．聞いてもこないのに，執拗に，がんの末期で，死にますよと，いつ急死してもおかしくない，などと毎回何度も説明するのも如何なものかと思う．

## 「首を振って頷いて聞いている患者も家族も，事態を本当に理解しているとは，簡単に思うな．」

**研修医：患者は何を聞きたいのでしょう？**

　患者が聞きたいのは，辛い話ではなく，明るい明日と希望の話なのだ．明日がなくとも，何か希望の話をしていかねばならない．患者も分かっていて，来年は，良くなったら海外旅行にいきたいなどと，絵空事を，云うことがあるが，「ハワイにでも行きますか」，と，返すだけの器量も必要になる．「とてもそんなことは無理ですね」などと希望のないことは誰にも言えないのである．

　来年のことは，ともかく，今日は，音楽を聴きましょう，明日は，風呂に入れたらいいね，明日の朝は桜の花が咲くかもねと，何か希望の元になるようなことが言えるようにしたい．そして，患者・家族への病状説明は，面倒がらず，何十回でも何百回でも話す覚悟をもつこと．それでも，わかってもらえるとは，思わないほうがよい．

# 7 家庭的苦痛とは何か

**研修医：入院したばかりの，胃がんのおじいさんが，家に帰ると大声を上げて騒いでいます．食事が摂れないからと，家族に連れられてきたのに，どうしましょう．別の女性患者は，病状が安定しないのに，癌末期の告知をしたとたんに，すぐに家に帰って療養すると言って聞きません．皆，なんでそんなに早く帰りたがるのでしょう．**

　高齢の男性患者には，入院するとすぐに家に帰りたいということがある．ADLが低下し医療介護に手がかかって，家族が自宅退院を受け入れない場合でも，強く何度も帰宅希望を言われる事がある．帰りたいけど帰れない，切ない思いを訴える患者は多い．また，病に倒れたある家庭の主婦は，自宅に帰ったが，夫やこどもが仕事や学校で昼間に不在になる孤独感に苛まれて，主婦の孤独を訴えていた．家庭に纏わる痛みは，あらゆる市井の人々にみられる．

　緩和ケアにおける全人的苦痛とは，身体的苦痛，精神的苦痛，社会的苦痛，スピリチュアルな苦痛の4つの領域に分けられると，緩和ケアの教科書では説明されている．家庭や家族に関する苦痛は，社会的苦痛の中に含まれているとされている．しかし，社会と家庭は，一般的には，別の概念，場合によっては対立概念として，扱われることもある．家庭医学が社会医学でないように．

## 研修医：緩和ケアや在宅ケアにおける家庭・家族に関する苦痛とは何ですか？

　家族に関する苦痛は，家族・一族への心配事，家族に迷惑をかけるとか，家族の事が心配などの苦痛は，多くの患者の辛い思いの中心を占めていることがある．

　家族に関する苦痛だけでなく，家族と家屋敷含めた家庭全般への思いの格別に強い方もいる．生まれ育った家，自分が稼いでやっと建てた小さいけれど自分の家屋敷．四畳半一間の家であっても，一国一城の主で，家の中では，何をしようと勝手だ．家族が居ようと居まいと，家にかかわる愛着とそれから離れる苦痛がある．こうした意味で家屋敷と家族を含めた，家庭的な苦痛と呼ぶ苦痛を示す患者がいる．

　高齢者では，家に帰りたいが帰れないという苦痛を示す方もあれば，家には帰りたくない苦痛を示す方もある．介護の手間がかかるからと，家族に帰宅を許してもらえない患者がいると思えば，家族に迷惑をかけるから，帰りたくないと遠慮する患者もいる．

　家族や家があっても，帰りたくても帰れない患者は，多い．家族に帰宅を許してもらえない場合，単身要介助で帰れない場合，家庭の家族関係が問題で帰れないなど，患者が口にできない苦痛が広がっている場合がある．

　在宅ケアで過ごしていても，がんで早世することに，ご先祖様に申し訳ないと考える家長もいれば，家族に食事を作って上げられないことを痛みと思う主婦の患者，入院して家族から離される孤独感から入院したくないという患者も，皆，家庭に関する苦痛を抱えている．

　今でも，痛切に覚えている言葉がある．若い癌の娘さんが，呼吸困難が進み，酸素吸入しても，モルヒネの投与でも苦しいと言われていた．母親が看ている事に堪えられなくなって，「もう入院させてもらおうかしら」と言ったことに，「お母さん，入院させるなんていわないで!」と懇

願していた痛切な言葉が耳に残る．入院とは，家族から離される孤独につながる．

　家に帰りたいが帰れない家庭的苦痛を放置すれば，「ホームシック」になる．家に帰りたくない苦痛は，家に帰って家族に面倒をかけるから，家族に申し訳ないからと，家に帰ると主婦としての務めが果たせないから帰りたくない，または，逆に，母親として家にいなければならないから帰りたい，など痛切な苦痛がある．家に帰りたい苦痛も，帰りたくない苦痛もある．

　幼い子供を置いて旅立つ痛みを示される若い方の場合は，なるべくご家族で過ごせる環境つくりに留意する．単身患者であっても，帰宅の強い希望を示されることがある．一人住まいの狭くて，淋しい部屋であっても，住めば都，帰宅されたことに，満足を示される．自宅のせんべい布団に寝たいのだといわれて，むりやり退院し，在宅ケアに入ったら，本当に汚いせんべい布団で，そこに，安心して休まれているのを見て，感慨深いものを感じたこともある．特に，高齢男性では，こうした「帰巣本能」は，せん妄を伴うほどに激しい．

　帰りたいと激しく言われる患者には，何か，特別に帰りたい理由があることもある．何かその人にとって切実な，理由である．往診に行ってみると，その理由がわかるような気がすることがある．

　自宅が，その人にとって唯一無二の居場所であったり，毎日，供養をする必要のある仏壇があったり，先祖代々の家であったりする．

　ある高齢の女性患者は，病状不安定なのに帰宅を希望されて，在宅ケアとなった．訪問すると，20代で早世された息子さんの凛々しいバイク姿の写真が病室に飾られており，患者は仏壇と息子さんの位牌の前で，療養されていた．患者のベッドの目線からは，在りし日の息子さんの写真が微笑んでいた．我々は，彼女が自宅に帰りたがり，最期まで過ごされた理由を理解した．

「家庭的苦痛を理解するには，人の心の綾を読み解いていく，繊細さが必要だ．」

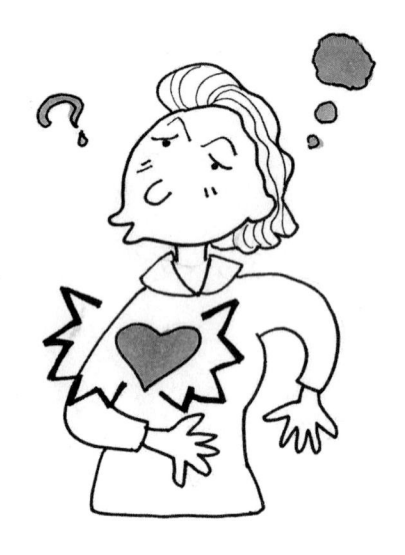

**研修医：患者と家族の家庭的苦痛を読み解くことは，奥深いのですね！**

　患者と家族の家庭的苦痛を読み解くことは，臨床医としての力量と人としての総合力が問われるという意味で，面白い．患者，家族関係を見立て，最善の方法を考察して，解決するという創造性もまた要求される．

Ⅰ　たのしい緩和ケア

## ⑧ 緩和されない家族のスピリチュアルペインが，患者と医療者を追い詰める．

**研修医：大変です！　死前喘鳴の出ている患者の家族が，患者が唸っていて苦しがっているから，主治医を呼んで何とかしろと，興奮してナースステーションに怒鳴り込んできました．どうしましょう．**

　患者の痛みは，数々論じられているが，患者を抱える家族の苦しみ，痛みも相当に激しい．当院での緩和ケア初診での調査でも，患者と同じ程度の心の辛さを抱えているとの結果を得ている．

　患者の病状が進行してくると，苦痛を訴えられないほどに衰弱してくる．患者の衰弱に比例して，患者を想う家族の痛みは，さらに増大してくる．患者が苦痛を訴えると，共鳴してパニック障害を発病するケースもみられる．肺がんの夫が不安パニックの呼吸困難を訴えて緊急に来院したが，看病していた妻も同じくパニック障害を発病して，同時に受診されたことがあった．

**研修医：死前喘鳴への対応はどうしたらいいのですか？**

　亡くなる前日ころから見られる死前喘鳴は，意識障害に伴う舌根沈下や喉頭浮腫，声帯麻痺，唾液の誤嚥，気道分泌，気道狭窄などにより，のどがゼーゼーしたり，唸り声を上げたりする現象である．スコポラミンなどによる分泌の抑制により改善することもあるが，声帯麻痺や舌根

49

沈下などの現象による唸りは，いくら，鎮静剤を用いてもかえって声が出てしまうありさまで，声を小さくすることすら叶わない．家族は，意識のない患者が唸り声を上げるのを，耳を覆いたくなる気持ちで，じっと耐えていることができるだけである．

こうした音は，家族が聞いていて堪えられない．患者が苦しがっているので，なんとかしてくださいと，医師や看護師に何度も言いに来る．医療者は終末期の呻吟や喘鳴として，いたし方のないものと捉えてしまう．心配ないですとか，仕方がないですとか，場合によっては，無言で，戻ってしまったりする．家族は，病院は，患者が苦しんでいるのに，何もしてくれないと，次第にイライラし，医療者への怒りの感情がフツフツと湧いてくる．

「患者は，意識が無くなって喉から音が出ているので，苦しいとは感じていないのですよ，静かに見守りましょう」と，家族に何度も説明をして，気持ちを落ち着かせる以外には，対応の仕方はないのである．

しかし，呻吟している患者に，「何もしてくれない」医師に対し，家族によっては，怒りの感情をぶつけることを躊躇しない．医師は，こうした呻吟や喘鳴の緩和が簡単ではないことを知ってはいても，家族の気持ちを無視できず，ジアゼパムやハロペリドールなどの鎮静剤を打ってみる．効果がないと，家族は，さらに激しく医師に向かって「早く何とかしろ，患者が苦しがっている」，医師が無能だから呻吟を止めることができない，無能な医師のせいで患者が苦しんでいるのだと感じて，さらに，医師への怒りを増幅し，再度にわたって，強く抗議していく．医師は，何度も鎮静剤を打つが，患者からの音は，止まらない．さらに，家族は，強く抗議する．あの時，2週間前に，主治医に交代した医師は，家族の攻撃に追い詰められ，ついに，発作的に，患者の息の根を止めてしまえばよいのだと，思い至り，KCL（塩化カリウム）を取り出し，患者に静注してしまったのが，おそらくあの東海大病院事件の真相である．

医療への不信感を心の奥底に秘めた，攻撃性の強い家族が，患者の病状に触発されて，激しく家族のスピリチュアルペイン，つまり，家族を

# 「怒りの矛先になっても，常に平常心を失わない者だけが，危機を回避できる.」

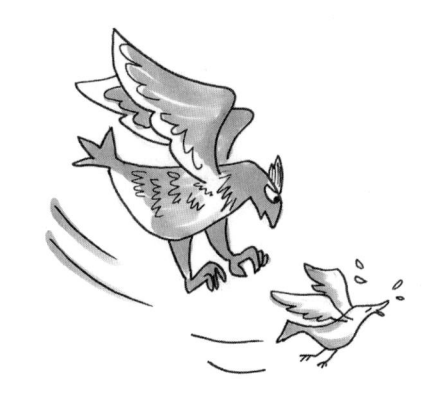

失うという痛みを感じ，「患者を救うことのできなかった」主治医を攻撃したと考えられる．患者の病状が悪化すると，家族が反応して強いスピリチュアルペインを感じ，激しい不安や悲しみや怒りを感じて，それを表出する．時によっては，医療者への激しい怒りに転化することがあり，直接そうした怒りに我々は晒されることがある．

**研修医：こうした怒りの矛先が医療者に向いた時には…**

怒りをうまく逸らしていくことも，時には必要である．このようなスピリチュアルな怒りは，家族を失うという限界状態から発した根源的なもので，正面から対峙できる質量を超えており，医師の感情や行動をも左右し，人生を踏み外しかねない．医師に限らず医療に関わる者は，患者や家族から「ありがとうございます」と言われて育っているだけに，こうした怒りの矛先になると弱いことがある．どのような状況に至っても，平常心を，辛うじてでも失わないよう冷静な自分を残しておかなければならない．

# 9 急に患者の性格が変わった場合は，脳転移に注意せよ．

**研修医**：いつも，穏やかな患者さんが，急に怒りっぽくなって，家族や看護師に，小さなことに怒っていて，手が付けられません．どうしたのでしょうか．

　大きな脳転移の症状は，その腫瘍の占めている脳の欠損症状として巣症状を示すことは，従来からわかっていることで，典型的には，運動領域の転移であれば，運動麻痺が出現するし，小脳転移ならば，小脳失調が出現する．問題は，巣症状が出現しにくい領域や巣症状が明確でない小さな転移の場合である．右脳前頭葉の場合には，情緒不安定になる．小さな転移巣が皮質付近に見られる場合，多彩な精神症状が出現する．
　不安感を繰り返し訴えて落ち着かない，頑固な夜間不眠やイライラが乳癌患者に出現した．不安とうつ状態と考えて抗不安剤や抗うつ剤を投与しても，はかばかしくなく，ある日片麻痺が出現してきた．CTでは，脳転移が頭頂葉に見られていた．抗けいれん剤の開始で，病的な不安感や頑固な不眠症は，軽快した．
　ある日，今まで精神的に安定していた肺がん患者，が今までの落ち着いた感じでなく，興奮して，多弁となり，少し支離滅裂な所も見られた．CTでは，多発性の小さな脳転移が皮質に多発していた．抗けいれん剤の投与にて翌日には，元の落ち着いた患者に戻っていた．

# I たのしい緩和ケア

　ある高齢男性の腎がん患者は，もともと短気で，怒りっぽく，扱いにくい患者ですが，抗癌治療もできないのでと，緩和ケアを依頼されてきた．高齢，動脈硬化の強い患者は，もともと，頑固で短気で怒りっぽいので，覚悟はしていたが，度を越えていた．家族にも看護師にも，なんでもないことで，鬼気迫る表情で，顔を真っ赤にして怒り出す．謝意を示して頭を下げてもその興奮は，収まらず，腫物に触るような状態であった．ある日，頭のCTをしてみると，やはり頭頂葉に転移巣が発見された．抗けいれん剤の投与で，一転してやさしい穏やかな老人となり，看護師にありがとうとさえ言うようになった．

　ある乳がん患者は，もともと穏やかな性格の主婦であったが，ある日，急に意味もなく，怒り出し，やはり，脳転移がみつかり，抗けいれん剤にて，元の穏やかな患者に戻った．

　患者の性格が，急に異常に変わった場合，異常な不安感，著しい不眠症，異常に怒りっぽい，落ち着いた性格の人が興奮して落ち着かない，情緒不安定になったなどは，脳転移の精神症状であることがある．基本的に，抗けいれん剤の使用で，こうした精神症状が解消することがある．脳転移巣の周りで，腫瘍の刺激により，脳波上，おそらく小さな異常放電スパイクが起きていて，精神症状を出現させているものと考えられる．こうした症状には，抗けいれん剤が著効することから，それは類推される．

## 研修医：よく使用される薬剤の注意点は？

　よく使用される薬剤として，バルプロ酸は，その適応症として「てんかんに伴う性格行動障害(不機嫌,易怒性など)」となっている．実際に，易怒性に有効である．他に，頻用されるのは，ベンゾジアゼピン系のクロナゼパムである．脳転移で夜間不眠症を訴える場合があり，就寝前に，0.5mgから1mg程度の服用で，良眠が得られるだけでなく，興奮性の性格が改善し，また，神経因性疼痛にも有効であり，抗不安作用や神経因性の吃逆にも効果があり，有効時間が長く，多様な効果があり，重用し

# 「急に怒りっぽく，精神的に不安定になった場合は，脳転移を疑う．」

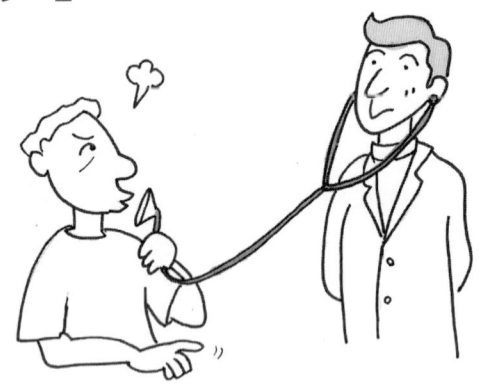

ている．また，脳転移により，けいれんが出現して，重積発作になる場合にも，ベンゾジアゼピン系として，副作用が少ないので，安心して増量できる．最大6mg/日まで増量して，重積てんかん発作をコントロールできたこともある．

　注意すべきなのは，向精神薬としてのフェノチアジン系の薬剤は，てんかんに対してむしろ，けいれん閾値を低下させると言われているので，こうした脳転移患者の精神症状には，不用意に使用しない．

　脳転移の症状は，腫瘍だけでなく，転移巣の周囲の脳浮腫による症状も大きい．ステロイドは，脳浮腫とその症状の軽減に有用で，よく使われる．内服が困難な場合には，点滴で，デキサメサゾンIVの点滴を継続することが多いが，感染などの合併症が出現しない限り，途中でなかなか中止ができない．グリセリンの点滴は，脳浮腫症状の改善に有効だが，ステロイドと同様に，いつまで使用していくかの限界の判断が難しい．

## ⑩ 激越うつ病

**研修医**：患者が，死にたい，死なせてくれと，大声で，騒いで，興奮して，落ち着きません．座って傾聴的態度で話を聞いても，全然会話も成り立ちません．どうしたらよいのでしよう．

　その患者は，転院してきたとき深い鎮静状態であった．多量の鎮静剤とオピオイドで，完全に寝かされて，ピクリとも起きない状態であった．夫が寝かされてしまって心配だと言って転院してきた．患者は，60代で，肺がんが背骨に転移して，脊髄を圧迫し，下半身まひとなり，イライラが高じて，興奮状態となり，大声で叫ぶ，食事は，出しても放り投げるなどと言う状態で，手が付けられなくなり，大量の鎮静剤で，完全に寝かされていた．

　当院に転院後，鎮静剤を中止して，覚醒を図った．目の覚めた患者は，確かにその通りの興奮状態であったが，精神科の医師との併診で，焦燥感と興奮の強い激越うつ病の状態との見立てとなった．ただちに，注射用の即効性3環形抗うつ剤である塩酸クロミプラミン注(アナフラニール®注)の点滴を開始した．25mg/0.5Aの就寝前の点滴で，興奮と焦燥感が収まり，笑顔で，食事もとれて，その後の1か月を過ごすことができた．

別の症例は，乳がんによる癌性胸膜炎と胸壁浸潤による痛みを訴え，他院では，モルヒネ持続静注により，イタイイタイと訴えるたびに，モルヒネ量が増量され，来院したときは，一日450mgの持続量で，さらに，精神的に落ち着かないので，ミダゾラムの持続点滴で，軽い鎮静状態とされていた．患者は，インテリであったが，乳がんを放置し，病院に担ぎ込まれたときは，すでにかなり進行しており，治療も困難な状態であった．モルヒネ量として，尋常な量でなく，モルヒネを早送りしても，イタイ，イタイの訴えには，効果が見られない．しかも，早く死にたい，死なせてくれと，興奮して叫ぶ状態である．痛いという身体表現性のうつ状態と，激越うつ病と考えて，ミダゾラムを中止し，精神科的な興奮には，クロミプラミンの点滴を開始し，入眠したところで，モルヒネ量も減量を図った．さらに，胸壁の痛みで，肋間神経痛の因子もあり，神経因性疼痛の合併を疑いプレガバリンやクロナゼパムを併用開始した．痛みの訴えはなくなり，モルヒネ量は注射で150mg/日まで，減量され，精神的には，死にたい死なせてくれとわめくことはなくなり，シャーベットも口にできるようになってきた．

**研修医：激越うつ病への対応を教えてください．**

　癌末期によく遭遇する病態で，せん妄と誤診されて，鎮静されてしまうことが多い．抑うつ気分，精神運動性興奮，奔走する思考を特徴的な症状とする．
　クロミプラミン注等の即効性抗鬱剤を適切に使用することで，確実にQOLが回復するので，忘れてはならない病態である．
　こうした激越うつ病に限らず，癌患者には，うつ状態をみることが多い．まず，はじめは，癌の診断告知の段階で，かなりの衝撃を受けるが，多くの場合は，癌手術や化学療法に希望をつなぐので，うつには，なりにくい．当初は，治療を希望の支えにしている患者は多い．

しかし，問題は，再発の告知の時で，あれだけ大変な手術をしたのに，辛い化学療法をこなしたのに，再発したのかと，多くの患者は，一番落ち込んだと言われる．これから先は，有効な抗がん剤はなく，治療としては，緩和ケアですと言われて，緩和ケアに紹介された患者は，かなり落ち込んでいることが多い．先の希望が見つからない中で，何か希望の光を探したいと，おまじないのような薬や，保険が効かないがん治療と称するものに，惹かれていく．


**研修医：標準治療の重要性は，世間で喧伝されてはいますが，では標準治療が終わった患者は，どうすればよいのですか．**

標準治療後の患者ための希望が用意されないために，わけが分からない詐欺に近い治療法が，患者に向けて口を開けている状況となっているのである．

癌の症状が進んでくると，疼痛緩和の処方がなされるが，がんが消失したわけでもなく，痛みは，とれても，腫瘍による機能障害や圧迫などはとれない．どこまでも，付いてくる癌と出口のない苛立ちが高まり，焦燥感が募ってくる．不眠や食欲低下も加わって，体調不良に加えて，精神的には，焦燥感の強いうつ状態となることが多い．落ち込んだうつ状態よりも，むしろ，興奮気味で，いらいらとして，周囲に当り散らしたり，熟眠障害を訴えるようなタイプのうつ症状を来すことが多い．

熟眠障害を主訴とするうつ状態もあり，睡眠導入剤や睡眠薬を大量に投与しても，熟眠の得られない睡眠障害は，うつによる症状であることがあるので，注意が必要である．また，強い不安や食欲低下などの症状を主訴とする場合もあり，いずれも，抗うつ剤の使用が必要である．

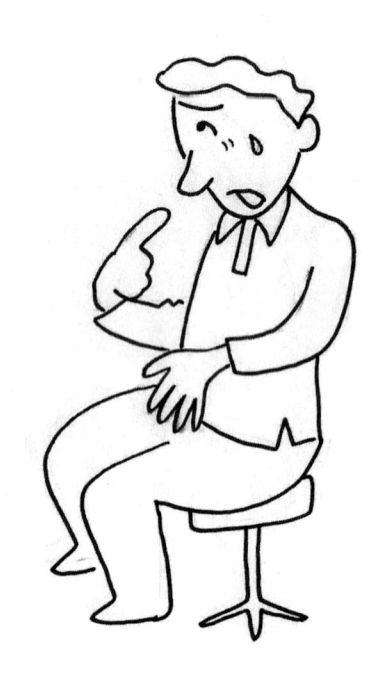

> 「私は，うつです，と言って来る患者は，少ない．うつは症状から見極める．」

　こうした症状には，抗不安剤と，抗うつ剤を早期から使用していく必要がある．早期に効果を来す必要のある場合には，3環形のクロミプラミン，アミトリプチリン，アモキサピンなど即効性の薬剤を使用する．高齢者や時間に余裕のある場合には，SSRI を用いる．

I たのしい緩和ケア

# ⑪ 混乱の鑑別と治療

**研修医**：いままで，ふつうだった患者が，急に興奮して，大声を出して，何か騒いでいます．どうしたらよいのでしょう．

　がん患者の混乱は，よく遭遇する症状である．混乱を鑑別して，適切に緩和して，患者のQOLを確保していく必要がある．混乱状態は，患者にとっても，家族にとっても，苦痛以外の何物でもない．しかし，癌が進行した患者で，混乱が起きると，癌末期なのだからと，安易に，深い鎮静セデーションを導入することが多い傾向がある．癌末期の混乱の原因を精査しないで，混乱，即，鎮静は，余りに安易な対応と言わざるを得ない．

　癌終末期には，確かに，せん妄を来しやすく，せん妄の原因病態は，多岐にわたり，回復困難で，鎮静しか対処の方法のない場合も多い．せん妄の場合には，原因治療が可能な場合には，治療を開始するとともに，向精神薬を用いて，興奮を緩和する必要がある．

　緩和ケアで，よく見る混乱は，オピオイド特にモルヒネによるせん妄状態で，疼痛の緩和が十分でないために，モルヒネ量を急に増量している途中や脱水状態など，モルヒネの血中濃度が急に上昇したときに起き

やすい．幻覚が出現し，何か見えると言って，混乱を来す．幻覚と同時に，ミオクローヌスやアカシジア，振戦などの運動障害も同時に出現するので，モルヒネによるせん妄と診断することができる．

また，高カルシウム血症は，癌終末期に高頻度に合併し，意識障害，傾眠，嘔吐などで発症しやすい．高カルシウムは，脱水，腎不全を合併するので，早期に診断して，治療を開始することで，QOLの改善を図ることができる．

肺炎，敗血症，尿路感染などの感染症もせん妄の原因となるので，せん妄の治療としての感染症の治療も必要となる．

せん妄ではない，興奮状態もよくみられるので，慎重な鑑別が必要である．

脳転移に伴う興奮，混乱は，抗てんかん薬が有効であり，興奮性の強い激越うつ病では，抗うつ剤が必要となる．使用する薬剤が異なるので，せん妄との鑑別が重要である．

**研修医：せん妄とアカシジアの鑑別は？**

アカシジア(着座不能)は，オピオイドや向精神薬などに，合併する不随意運動であるが，不随意運動との認識を持たないと，せん妄と間違えて，やたらに向精神薬を増量して，かえってアカシジアを悪化していることがあるので，鑑別は重要である．体が落ち着かないで，寝たり起きたりすれば，鑑別は，容易だが，夜間になるとなぜか体が休まらないで肩や背中が動いて落ち着かない患者で，夜間せん妄の疑いがかけられたが，ピペリデンの1錠か，注射では，0.5Aから1Aの使用で，完全に落ち着いて安眠できたことで，診断できた例を経験したことがある．ピペリデンにより，ほぼ鎮静されるのが，アカシジアの特徴といってもよい．

せん妄によく用いられるハロペリドールの注射は，循環系に影響が少ないと言う意味では，安全だが，その鎮静効果は，長時間作用で，深い

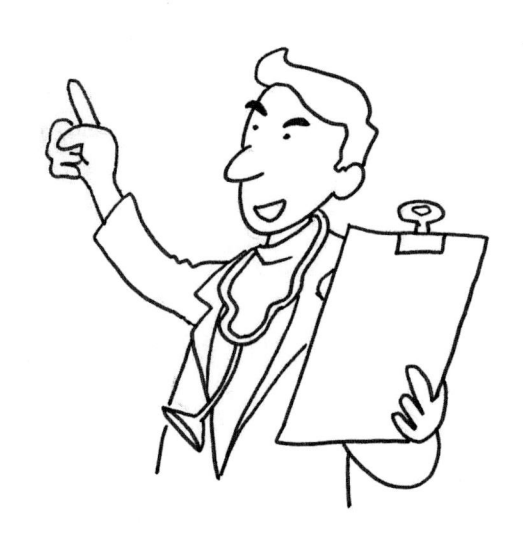

# 「混乱をみたら,まず,せん妄,脳転移,激越うつ病,アカシジアを鑑別せよ.」

鎮静にはまることがあるので,高齢者での使用は,特に慎重かつ,短期,少量の使用にとどめるようにするべきである.高齢者に用いた場合には,長時間にわたって覚醒が悪化し,嚥下性肺炎の合併や嚥下障害の進行,意識障害の進行,寝たきり化が固定化するので,症状緩和に用いるときは,特に慎重な使用が重要である.

せん妄や混乱に用いられる最近の薬剤として,リスペリドンは液剤もあって服用しやすくかつ強力にせん妄を緩和でき,クエチアピンは,せん妄の程度に応じて調節性がよい特徴があり,いずれも使いやすい.

## 12 余命の予測は，難しい，人によっては，罪作りなことになる．

**研修医**：患者さんから，自分は，あとどのくらい生きていられるのかと，直接聞かれて，ドギマギしてしまいました．うそは言わない真実の告知として，あと1か月とか，2週間とか本人に言ってもよいですか．

　ある患者は，余命3～6か月と言われ，人生の整理をしなければ，と考え，家屋敷を売り払い，元気なうちに，好きなことをしたいと，海外旅行や趣味に財産を費やして，緩和ケア病棟に入院してきた．しかし，前主治医の見通しに反して，患者は，病状安定しており，全く進行せず，入院している必要がなくなり，退院を考えたが，家屋敷もなく，金も使ってしまって，行き先がなく，困ってしまった．
　金の問題よりも深刻なのは，死ぬつもりでいたが，予後の期限になっても病状の進行もなく，生きる支えや希望のない状態で，生きているような，死んでいるような，奇妙な，無気力な無重力状態のままに生きていることである．
　死ぬでもなく，生きるでもなく，目的なく過ごしていることは，人を宙ぶらりんな，不安定な状態にしてしまう．不良な予後が当たらないことは，幸せなような不幸な状態をつくる．
　腰が痛くて行った病院で，突然，あなたの状態は，癌の骨髄浸潤によるDIC（播種性血管内凝固症候群）で，あと1か月ももたないから，早

くホスピスに行きなさいと言われて，慌てて転院されられてきた患者は，毎日，泣き続けるばかりで，語りかける言葉も見つからない状態であった．家族も，無言のまま，うつむいているばかりで，固まっていた．どんな慰めの言葉をかけても嘘っぽい，死と関係ない日常生活の会話も，何かよそよそしいことになった．激しい魂の叫びの前では，すべてが空しい努力しかなかった．患者は，泣きながら死んでいった．

　また，ある単身の患者は，某病院の外来で，がん末期と診断され，当院は急性期の病院では，入院もさせられず，何もできないから，早く，緩和ケア病棟に行くようにと言われ，土曜日に一人で，泣きながら，病棟を訪れた．入院するも，無言のまま，一切の食事も口にせず，何日か過ごされ，死んでいった．

## 研修医：truth telling は教科書で習いましたが…

　病名告知も，予後告知も，真実を語る truth telling を行うには，重い責任を伴うことを知るべきだ．病名も予後も，告知し放しで，他の病院に行け，後は知らないと振ったりするのは，医療者として，厳に慎まなければならない．告知するならば，真実が与える衝撃の修復とその後の心のケアをする，主治医としての辛く重い責任を負わなければならない．告知の責任と後始末をあとの医師によろしくと，紹介して済まそうとするのは，医師としてだけでなく，人として許されない．大病院にこういう手合いがどうも増えている様子なのは，残念だ．

　Truth telling 真実の告知，たしかに，真実は，大事かもしれない．嘘は，真実を知りたいと真摯に問いかけてきた患者に対する裏切りであり，信頼関係を損なう，信頼を構築できなくする．

　しかし，患者が聞いてもいない短い予後を，あえて先んじて説明する必要はないのではないか．もし，これからまだ何年かの余命を期待して，あとどのくらいと聞いてきた患者に対して，サプライズのように1か月

「人は，希望の動物」
「ヒトは，何の希望もないところで
生きていくことはできない．」
「真実の告知は，トキと
ヒトを見て，モノを言え．」

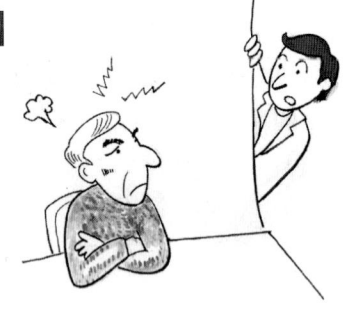

と言うのであれば，心の準備をしていない人に対して，人格を破壊的に打ち破ることになる．
　予後1か月と言ってよいのは，鉄の心臓の政治家か，大勢の従業員に責任を持つ社長さんなどであり，ふつうの市井の人にあっけらかんと言い放ってよいことなのか．
　無防備な患者に，予後2週間とか1か月とか言った場合，たいていの人は，厳しい告知を受けて，激しく衝撃を受け，しばらくは，立ち直れない．何か月もかかってやっと平常心を取り戻す．または，手術や抗癌剤などの治療に希望を見出して，何とか，自分を取り戻す．末期と言われ，何の目標も希望もない病状を告知されて，気持ちが立ち直る前に，落ち込んだ心の底の状態や急性ストレス障害の状態のまま，回復する時間もないままに，絶望の中で死んでいくことになる．それも自己責任と言えば，それまでかもしれないが，随分と冷たい医療だ．このような状況が予測される場合の告知は，人としてよいのか．真実もよいが，知りたくなかった真実もあるのではないか．

## I　たのしい緩和ケア

## ⑬　IDASで，QOLのトレンドを知る．

**研修医：患者さんの痛みが強いので，モルヒネをどんどん使ったら，痛みがなくなって，QOLは良くなってよかったのですが，最近は，ほとんど寝ていて，食事も水分も何も取れないのです．痛みだけでないQOLを捉えるにはどう考えればよいのでしょうか．**

　緩和ケアの臨床では，痛みの評価をNRS(Numeric rating scale)といって最大の痛みを10として，今の痛みをいくつかと患者に示してもらって，痛みのスケールを1/10とか9/10とかを指標としている．これだけをQOLとすると，とにかく，痛み止めを増やせばよいということになる．

　しかし，問題は，そう簡単ではない．オピオイドに限らず，薬剤には，無効域，有効最少濃度，有効濃度，中毒濃度が存在する．オピオイドでは，患者ごとに，感受性と中毒濃度が異なり，しかも，経過とともに，耐性化して，有効濃度も中毒濃度も，上昇していく傾向にある．さらに，高齢者など，有効域と中毒域の間の安全域が狭い場合の使い方にも，注意が必要になってくる．

　高齢者では，安全域が狭いので，疼痛緩和を目指してオピオイドを増量すると，容易に過量となって中毒域に外れやすい．安全域に調節することが，簡単ではないことになる．痛みの緩和のみを追いかけていくと，鎮静に近い状態になりやすい．

65

**研修医：一口に QOL といっても，あいまいな気がしてきました…**

　QOL にとって，痛みは，重要であるが，生活の質とはそれだけではない．息苦しい，腹が張る，重い，気持ちが落ち込んだなど，色々な症状が人を苦しめる．QOL は，苦しい事だけではない．

　生きていて良かったと思えることも QOL であるはずだ．まずは，食事がおいしく食べられる，水や飲み物がおいしく飲める，娯楽が楽しめる，楽しく会話ができる．好きな所へ移動できるなどである．このように，QOL には，辛い症状の Negative QOL と生きていてよかったと思える Positive QOL がある．それぞれを評価しないことには，辛い事がなくなったとしても，同時に，生きる喜びも失いたくない．どちらも，ちょうど良いぐらいに，コントロールしたいのが人情である．今までの QOL 評価の方法には，こうした Positive QOL と Negative QOL を同時に評価する方法はなかった．

**研修医：井田病院が開発した総合的な QOL 評価はどんなものですか？**

　我々は，IDAS (Integrated Distress Activity Score) という方法を開発し，Positive QOL と Negative QOL を評価し，総合した QOL を IDAS と名付けて評価できることを発表している．(表1) Positive QOL（生活スコア）は，生きる喜びとして，食べる，飲む，娯楽を楽しむ，会話をする，何処かへ移動する，の5項目をプラスのスコアで評価し，Negative QOL（症状スコア）は，痛み，倦怠感，胸部症状，腹部症状，脳神経症状の5項目をマイナスのスコアで評価する．これらを合計して，総合的な QOL として IDAS を定義した．この評価は，極めて容易で毎日評価することは簡単である．IDAS 評価を毎日行ってその値をトレンドグラフとすると，QOL の増減の経過を捉えることができる．当初，痛みで，QOL が全体でマイナスであった IDAS が，疼痛緩和により，改善すると，プラスになり，QOL 状態の良い時期が続くが，病状が進行して再び悪化していると，IDAS は低下し，場合によっては，再び，マイナスとなり，最後は，0に収束する．

# 「生きていてよかった事と辛い出来事から人生を知るIDAS」

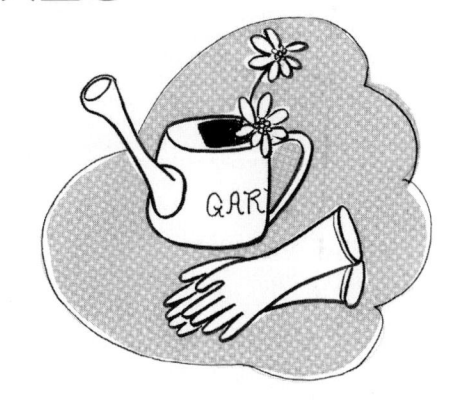

　従来，QOLとは，固定した評価というイメージがあったように思う．しかし，IDASが出現してから，QOLは，変化するものであり，変化するQOLをいかに，高く向上し，患者にとって快い状態を維持していく事が，重要なことを我々の施設では理解されてきた．QOLを高めるには，いかにPositive QOLを高め，Negative QOLを低下させるのかを，症状ごとに分析的に対処することが重要である．

　IDASで毎日評価したトレンドグラフを観察すると，Positive QOLが高く，Negative QOLが低い，疼痛緩和の良好なタイプと，Negative QOLの方が強い，QOLが良くない病型などの，IからIVまでの4つの病型が分けられる．(**表2**) こうした方法により患者のQOLの経過による病型が手に取るように把握できる．我々の病棟でのIDAS病型の分類は，**表3**のように示すことができた．患者のQOLの変化を毎日評価し把握することで，QOLの良い時期の判断をすることができ，その間に，外出や外泊を行ったり，IDASが低下してきたときには，ケアの重点を変えたり，予後予測に活用できる．毎日，QOLを評価する習慣をつけることで，患者の変化を，いち早く把握し，介入するきっかけとすることができる．緩和ケアの現場で使ってみてほしい．

## 表1　IDAS 記入指針

**IDAS　評価　＝生活スコア＋症状スコア**

**生活スコア (Positive QOL) ＝ A+B+C+D+E**

| | |
|---|---|
| A. 食事<br>0：不可<br>1：可能<br>2：楽しむレベル | 実質的に摂取できない．<br>その患者にとっての量の 1/2 程度を摂取できる．<br>その患者にとっての量のほぼ全量を摂取できる． |
| B. 飲水<br>0：不可<br>1：可能<br>2：楽しむレベル | 摂取できない　内服薬も飲めない．<br>内服薬は飲める．固形物がとれなくても水分なら取れる．<br>一日の水分として充分な量が安定して経口摂取できる． |
| C. 娯楽<br>0：不可<br>1：楽しむレベル | テレビ，ラジオ，音楽，本等を楽しめない．<br>テレビ，ラジオ，音楽，本等を楽しむことができる． |
| D. 会話，談話<br>0：不可<br>1：簡単な会話<br>2：談話 | 会話できない．意志の疎通不可能．<br>自分から希望を言える．質問に答えられる．（言葉以外の手段も含む）<br>談話ができる． |
| E. 行動範囲<br>0：ベッド上<br>1：病室内<br>2：病院内<br>3：外出，外泊 | 座位が保持できない．寝たきり．<br>ポータブルトイレや室内トイレ等の設備が利用できる．（介助含む）<br>病院内の設備（ロビー，売店等）を利用できる．（介助含む）<br>外出，外泊ができる．（介助含む） |

**症状スコア (Negative QOL)＝F+G+H+I+J**

| | |
|---|---|
| F. 疼痛<br>0：なし<br>-1：耐えられる<br>-2：耐えられない | 痛みがない．<br>痛みが 3/10 以下<br>痛みが 4/10 以上 |
| G. 倦怠感<br>0：なし<br>-1：耐えられる<br>-2：耐えられない | 倦怠感がない．<br>ときどき倦怠感を訴える．<br>無気力，耐えがたい倦怠感を訴える． |
| H. 呼吸器症状（呼吸困難等）<br>0：なし<br>-1：耐えられる<br>-2：耐えられない | 息苦しさ，咳嗽などがない．<br>息苦しさ咳嗽などを訴えるが，耐えられる．<br>息苦しくて起座位のままの状態．何もできないほど息苦しい． |
| I. 消化器症状（嘔気，腹満等）<br>0：なし<br>-1：耐えられる<br>-2：耐えられない | なし<br>嘔気，テネスムス，膨満感などがあるが耐えられる．<br>嘔気，テネスムス，膨満感などがあるが耐えられない． |
| J. 苦痛を伴う精神，神経症状<br>（不眠，不安，不穏等）<br>0：なし<br>-1：軽度<br>-2：重度 | なし<br>軽度の不眠，不安，不穏等がある．<br>ほとんど眠れない．不安，不穏が強い．頻回に痙攣があるなど． |

【http://www.city.kawasaki.jp/33/cmsfiles/contents/0000037/37855/ida/iryou/idas.html】

# I たのしい緩和ケア

**表2**

## IDASによる症状緩和・QOL評価とは

・癌末期のQOLとは，生活の質の高さから苦痛に当たる量を差し引いたものと仮説する．

・生活スコア (Positive QOL) ＝生活の質の高さとしてプラス点に加算．
・症状スコア (Negative QOL) ＝苦痛症状の程度をマイナス点に加算．
・IDAS値＝生活スコア＋症状スコアと定義する．

・IDASプラス値＝苦痛が緩和され生活の質が高い．
・IDASマイナス値＝苦痛が生活の質を圧倒する．
・毎日測定により，症状緩和とQOLの経過観察ができる．
・最期は0に収束する．

## IDASによる症状緩和・QOL評価

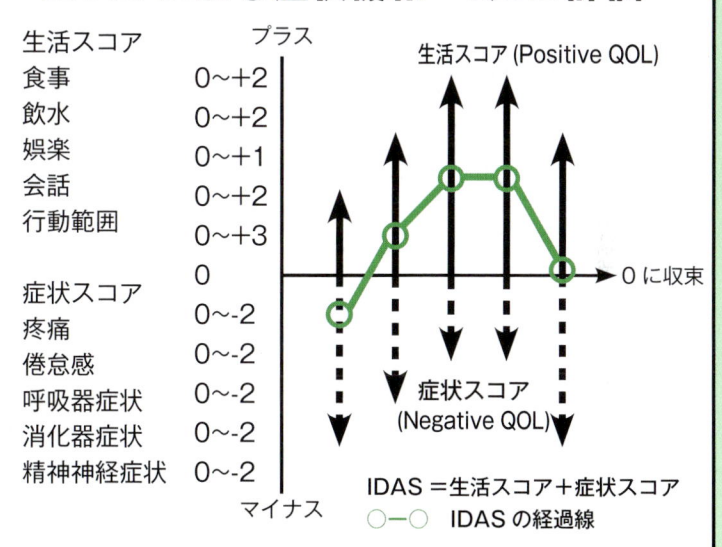

| 生活スコア | |
|---|---|
| 食事 | 0〜+2 |
| 飲水 | 0〜+2 |
| 娯楽 | 0〜+1 |
| 会話 | 0〜+2 |
| 行動範囲 | 0〜+3 |
| 症状スコア | 0 |
| 疼痛 | 0〜-2 |
| 倦怠感 | 0〜-2 |
| 呼吸器症状 | 0〜-2 |
| 消化器症状 | 0〜-2 |
| 精神神経症状 | 0〜-2 |

IDAS＝生活スコア＋症状スコア
○—○ IDASの経過線

【石黒浩史，宮森正，松田豊子，天杉裕望，金子早苗，岡島重考：病状・日常生活統合スコア（IDA score）を用いた終末期がん患者における症状緩和の予後因子の検討．死の臨床．1997；20(1)：59-63．】

表3

## IDAS の経過による病型分類

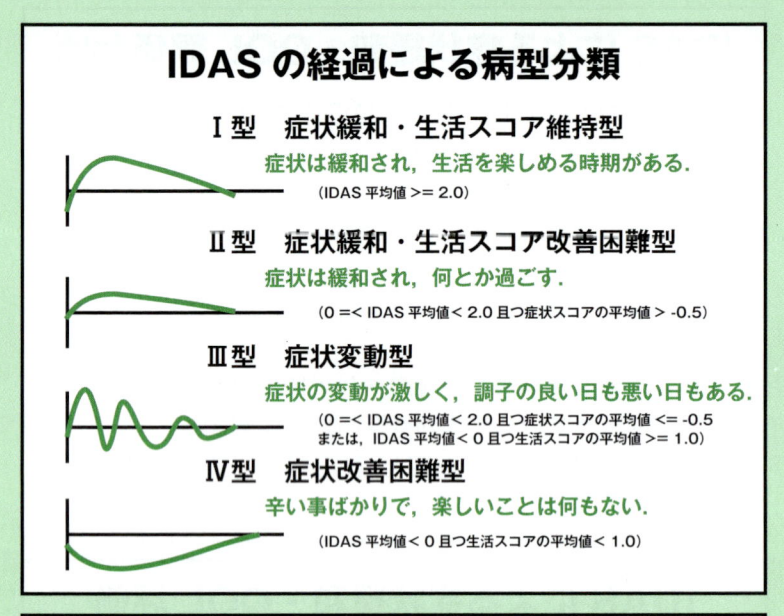

**Ⅰ型　症状緩和・生活スコア維持型**
症状は緩和され，生活を楽しめる時期がある．
(IDAS 平均値 >= 2.0)

**Ⅱ型　症状緩和・生活スコア改善困難型**
症状は緩和され，何とか過ごす．
(0 =< IDAS 平均値 < 2.0 且つ症状スコアの平均値 > -0.5)

**Ⅲ型　症状変動型**
症状の変動が激しく，調子の良い日も悪い日もある．
(0 =< IDAS 平均値 < 2.0 且つ症状スコアの平均値 <= -0.5
または，IDAS 平均値 < 0 且つ生活スコアの平均値 >= 1.0)

**Ⅳ型　症状改善困難型**
辛い事ばかりで，楽しいことは何もない．
(IDAS 平均値 < 0 且つ生活スコアの平均値 < 1.0)

---

**IDAS の経過による病型分類**

当院緩和ケア病棟退院患者例
(1998/10〜2010/12)
の病型分類

IDAS 平均値 2.87
生活スコア平均 3.00
症状スコア平均 -0.14

Ⅰ型　症状緩和・生活スコア維持型　1333 例 62.6%

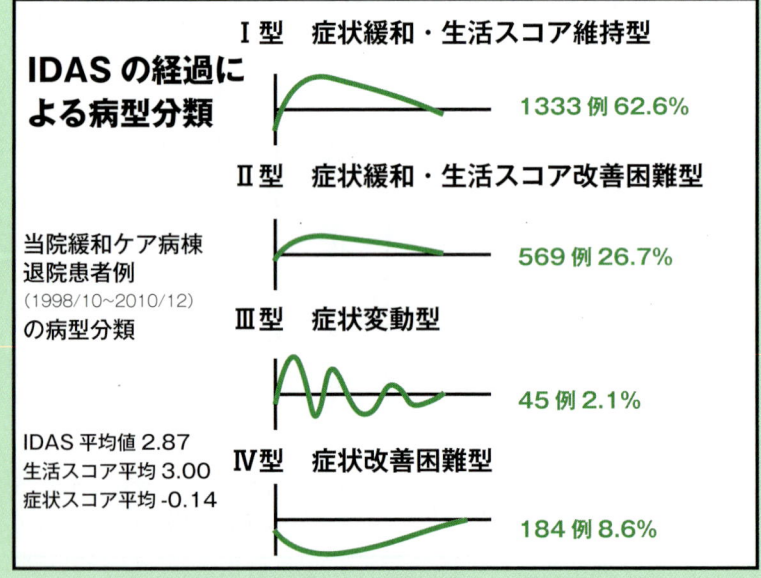

Ⅱ型　症状緩和・生活スコア改善困難型　569 例 26.7%

Ⅲ型　症状変動型　45 例 2.1%

Ⅳ型　症状改善困難型　184 例 8.6%

【http://www.pcn-e.com/community/pg/file/read/1452406/integrated-distress-activity-score-idas-its-concept-and-clinical-application】

## 14 オピオイドローテーションの注意

**研修医：宮森先生どうしましょう．今入院した患者が，フェンタニルのパッチを大量に貼ってきましたが，それでも痛い痛いと言っています．もっと増やすべきでしょうか．**

　日本緩和医療学会のガイドラインによれば，「オピオイドローテーションとは，オピオイドの副作用により鎮痛効果を得るだけのオピオイドを投与できない時や，鎮痛効果が不十分な時に，投与中のオピオイドから他のオピオイドに変更することをいう．」とされている．

　臨床現場で，問題となるのは，特に，大量のフェンタニルパッチ剤を用いたが，疼痛緩和できなくなって，紹介されてくる患者である．フェンタニルパッチ剤は，嘔気，便秘等の副作用が少なく，内服できなくとも使用できるために，導入が容易で簡単なため，よく利用されている．

　フェンタニルパッチは，肝転移の痛みなどの重苦しい内臓痛には，極めて有効であるが，神経障害性疼痛や骨転移の関わった激しい痛みの鎮痛には，必ずしも切れ味が良い薬剤ではない．鎮痛効果が十分でないと，嘔気などの副作用が少ないために，ついつい追加増量で対応してしまうことが多くなる．特に，外来や在宅などで，毎日の観察が困難な場合には，フェンタニルパッチの使いやすさに，ついそのまま増量を繰り返していく例が多い．疼痛緩和困難となって，入院依頼されてくるときには，フェンタニル量として，超大量となっていることがある．某大学から紹介の

フェンタニル3日用で16.8mg21枚が今までの最高量，最近もフェンタニル1日用で20mgの症例があり，痛みが緩和できないだけでなく，傾眠，せん妄，幻覚などが出現していた．ここまで，大量でなくとも，フェンタニルパッチは，過量に投与されていることが多いにもかかわらず，効果が十分でなく，結局，オピオイドローテーションを要することが多い．

　一般的には，等力価の交換量としてモルヒネ60mgがフェンタニル3日用パッチ4.2mg相当と緩和ケア研修会資料peaceで記載されている．ちなみに，デュロテップMTの添付文書では，内服モルヒネ45-135mgからMTパッチ3日用4.2mgへの変換比率としている．フェンタニル1日用パッチでは，経口モルヒネ30-89mgをフェンタニル1日用パッチ2mg/日(3日用パッチとして4.2mg相当)へ変換可能としている．内服モルヒネ45-135mgや30-89mgという範囲は，広すぎて，臨床現場では，実用的ではない．注意する必要があるのは，モルヒネからフェンタニルパッチへの変換量であって，フェンタニルパッチからモルヒネへの変換量を保証しているのではないことである．逆は，必ずしも同じではない．

**研修医：多くの例でみられるように，フェンタニルパッチが効かなくて，大量になった場合の，フェンタニルパッチからモルヒネへのローテーションは，どの量とすればよいのでしょうか．**

　フェンタニルパッチは，嘔気，便秘などの不快な副作用が少ないという長所があって，使いやすいために，外来，病棟，在宅で頻用されている．重い痛みを訴える内臓痛には，極めて有効であるが，神経障害性疼痛の加わった痛みや激しい疼痛発作などに，切れ味良く効くとは言えない．つい，患者の痛いという訴えに，応えて，フェンタニルパッチを一枚また，一枚と増量しがちになる．結果として，効果が十分でないにも関わらず，パッチ剤が過量に投与される傾向にある．

> 「経口モルヒネ60mg→フェンタニルパッチ4.2mg/3日分が定説
> しかし，フェンタニルパッチ4.2mg/3日分 ↓ 経口モルヒネ30mgへ変換が安全」

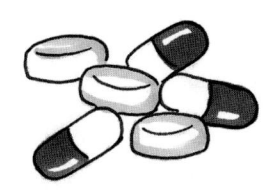

効果が十分でないにも関わらず，増量で，結果として大量にフェンタニルパッチが用いられていることが多い．過量のフェンタニル量を，モルヒネに変換する場合，フェンタニル3日パッチ4.2mg/を経口モルコネ60mgに変換すると，モルヒネ量としては，過量になり，かつ水溶性，腎排泄のために，腎からのクリアランスが十分でないと，中毒症状を招く危険が高いことを理解する必要がある．

我々は，一日用フェンタニルテープ2mg，3日用フェンタニルパッチ4.2mgを，経口モルヒネ30mg/日へ変換，皮下注射量は，その1/3の10mg/日へ変換して，疼痛を指標にレスキュー量を見ながら増量していくのが安全と考えている．特に大量のフェンタニルパッチが使用されている場合に，モルヒネにローテーションする時に，モルヒネ換算量を少なく見積もらなければ，過量になる可能性があり危険である．

特に，フェンタニル3日用で20mg以上は，ほぼ天井域と考え，有効域を超えていると考え，効果のない場合には，増量ではなく，ローテーションを行っている．デュロテップMT添付文書では，50mg以上では，ローテーションを勧めているが，我々は，もう少し少ない量でモルヒネ等にオピオイドローテーションを行い，モルヒネ過量にならないように注意している．

フェンタニルパッチからモルヒネへのローテーション，モルヒネからフェンタニルへの変換量と，逆は真ならず．

## 15 がん患者のうつ

**研修医：昨日入院した患者が，イライラしていて看護師に当り散らして困ります．夜も寝られないようです．睡眠薬をたくさん重ねても，すぐに目が覚めて眠れません．どうしたらよいでしょうか．**

　緩和ケアの初診では，患者さんに，発病から今までの経過を理解している範囲で，語っていただくことにしている．なんらかの症状や検診で癌がみつかり，告知を受けた時は，皆さん本当に驚き，びっくりされるようである．まさか，自分が癌になるとは，想像もしていなかったと言われる．落ち込むかと言えば，必ずしもそうではなく，悩んでいる暇なく，検査や手術や抗癌剤の治療に積極的に取り組まれる方がほとんどである．

　手術や抗癌剤の効果に期待して，CT検査による腫瘍の大きさ具合や，腫瘍マーカーの値に一喜一憂しながら，治療を進めていく．治療に希望をつなぐことで，毎日を生きていく，とでもいうのであろうが，治療が失敗に終わった時には，気持ちのダメージが大きい．多くの方で，再発したときの気持ちの落ち込みがひどかったと言われる．あれほど辛い思いをして，手術や抗癌剤を使用したのに，効果がなかった，または，再発したと聞かされた時には，大分落ち込みましたと，言われる方が多い．

1stラインの治療から2ndラインの治療と，進んでいくに従って，効果が限定され，副作用も多くなり，癌の局所症状も，出現してくると，やはりダメなのか，と，絶望感が，心の底に淀んでくる．こうしたときに，主治医から標準治療は，これで終わりです，と告げられる．

## 研修医：患者さんの気持ちはどんなものなのでしょうか…

この後は，「緩和ケアに専念しなさい」と言われても，それでは座して死を待つのか，何もしないで，死が近づいてくるのを，待っているのか，という気持ちになる．この時に，激しい痛みや身体的苦痛があれば，とにかく，痛みを楽にしてくれと，緩和ケアに来られる場合は，緩和ケアで対応できる．しかし，余り症状がなく，腫瘍マーカーだけが，高くなっている場合などは，何か，もっと良い治療はないものかとの，渇望が芽生える．

こうした，標準治療と緩和ケアの間の空白地帯に，口を開けて待っているのが，マジナイ師や詐欺師たちである．○○免疫療法，ナントカのキノコ，漢方でもない薬草などなど，ありとあらゆるインチキ商売が，迷える子羊たちを，狙ってくる．高額で，保険が効かない方が効くような装いをして，患者と家族のなけなしの財産を取り上げる．最近の傑作は，癌に効く水や癌に効く石というものもあった．しかし，結局は，なんの意味もないことになる．

そのころには，癌の局所症状が出現してきて，腫瘍そのものが，塊として触れたり，痛みや不快感，苦痛が，どのようにしても，去っていかなくなる．患者は，いつも，体の一部に取り付いて離れない癌に，イライラとした焦燥感と怒りを感じてくる．はじめに診断が遅れた主治医や，再発するような手術をした医師，優しそうに語りかけてくる看護師にまで，怒りをぶつけたくなってくる．夜は，寝たようで眠れず，真夜中に目が覚めると，言い知れぬ孤立感と恐怖に，朝まで眠れない．イライラ

して家族関係もギスギスとしてしまう．さらに，身体的にもいろいろな症状が出現し，ちょっとした胸苦しさにも，これで自分は，死ぬのではないかとの，不安発作に陥る．会社は辞めて孤立し，若いころ抱いた夢も希望も，達成できずに，これで死んだら自分の人生は，一体何なのか，との，虚脱感が襲ってくる．睡眠不足なのに，イライラと頭は起きている精神状態となる．

**研修医：緩和ケアに来る患者さんは皆そういう状態なのですね…**

　緩和ケアに来られる患者は，このような不安パニックと，焦燥感の強いうつ状態という精神状態にあることが多い．落ち込んだ状態というよりは，イライラとして熟眠障害に陥っている例が良くみられる．冷静を装っている患者でも，ほとんどの例で，不安パニックとうつ状態が，存在するつもりで対応する必要がある．

　理性で感情や表情を自身でコントロールしている患者では，こうした不安やうつは，表面上，わかりにくい．うつの心理検査が容易に行えればよいが，そうでない場合には，睡眠薬を重ねたり強力なものを用いても効かない睡眠障害が，うつの熟眠障害であることがある．睡眠薬に反応しない熟眠障害には，即効性の3環系抗うつ薬（クロミプラミン，アミトリプチリン，アモキサピン）やミルタザピンなどを少量，就寝前に投与することで，著効を得ることができる．効果を急がない場合や高齢者では，SSRI（選択的セロトニン再取り込み阻害薬）やSNRI（セロトニン・ノルアドレナリン再取り込み阻害薬）を用いる．

　がん患者のパニック障害は，本当に，「死ぬかもしれない恐怖発作」であり，本人にとっては，死の恐怖と隣り合わせの，真実味のあることで，きちんと抗不安剤を使用するが，こうした場合には，うつも併発しているので，抗うつ薬も併用する必要がある．

# I たのしい緩和ケア

# がん患者のうつは，落ち込んだうつ状態ではなく，イライラとした焦燥感のつよい「イラうつ」が多い．
# 不安は，患者全員にあると思え．

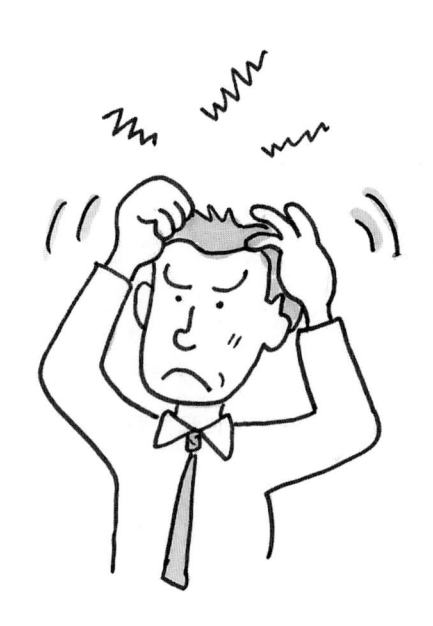

　焦燥感の強いうつは，激しい場合には，興奮性の激越うつ病となることもあり，即効性のクロミプラミンの注射薬が必要になることもある．激越うつ病となった場合，激しく興奮性となり，せん妄と間違われたり，緩和困難なスピリチュアルペインとして，鎮静されてしまうことがあり，使用する薬剤が異なるので，鑑別が重要である．

# 16 オピオイドの効かない痛み

**研修医**：入院した胃癌の患者は，体中がしびれて，触れるだけでも，しびれて痛がり，触れることもできません．昨日入院した肺癌の患者は，背中や首が痛くて，首を回すと，電気のように痛みが走って，体を動かすこともできませんどうしたらよいでしょう．

　末梢神経の障害や神経の圧迫などによる痛みを総称して，神経障害性疼痛と言われている．末梢神経障害によるしびれ，ピリピリ感は，オピオイドでも緩和し難い痛みで，患者が耐え難いしびれに苦しむことが多く，うつや無気力状態を合併することも見られる．抗癌剤による神経障害や傍腫瘍症候群，腫瘍の直接浸潤などで24時間しびれ感が出現したり，タオルが触れるだけで激しい痛みを感ずるアロディニアと呼ばれる状態になっていることもある．

　また，神経根を腫瘍が圧迫している場合や脊髄を圧迫している場合には，電撃痛と呼ばれる電気が走るような激しい痛みを訴え，動けなくなる．

　これらの神経障害性疼痛の緩和は，オピオイドだけでは，コントロールできず，鎮痛補助薬と言われる薬剤を併用する必要がある．

　鎮痛補助薬には，各国の学会で，治療アルゴリズムが発表されているが，一般診療で安全に使いやすい薬剤は，限られている．

**研修医：末梢神経障害性疼痛に有効な薬剤を教えてください．**

　末梢神経のCaチャンネルブロッカーであるプレガバリンは，こうした用途に最適で，保険適応も，末梢神経障害性疼痛として使用できる．高齢者は，25mgまたは，50mg就寝前から開始し，副作用をみながら，75mg就寝前へ増量する．症状に応じて増量可能で300mgから最大600mgまで増量できる．めまいふらつき，傾眠があり，腎排泄で，腎機能の影響を受けるので注意が必要である．適応範囲は広く，末梢神経障害に伴う疼痛，神経根や脊髄圧迫による電撃痛に対して，有用である．ピリピリとししびれ感から電撃痛まで，効果が実感できる．三叉神経領域や脳神経領域の神経障害性疼痛をみることが多い頭頸部癌でもよく利用される．また，坐骨神経や仙骨神経領域の神経痛にも使われる．神経叢や神経節の腫瘍浸潤による疼痛にも有用で，胃癌や膵癌の腹腔神経叢の浸潤による背部痛にオピオイドと併用して有効である．直腸癌等による肛門痛は，従来，不対神経節のブロックを必要とする難治性の疼痛だが，プレガバリンの使用で緩和できる例も見られるようになった．

　クロナゼパムは，ベンゾジアゼピン系の薬剤で，GABA受容体作動薬として，神経障害性疼痛の鎮痛に効果がある．クロナゼパムは，鎮痛だけでなく，抗けいれん作用，抗不安作用，鎮静睡眠作用があり，長時間作用性のため，就寝前に投与することで，眠剤としても活用できる．ベンゾジアゼピン系のために，臓器障害を来すような副作用は，見られず安全に使用できるのが特徴である．内服困難例でも，舌下投与で有効である．

　注射薬で，末梢神経障害によるチリチリビリビリした痛みに有効な薬剤としては，末梢神経のNaチャンネルブロッカーとしてリドカインを用いることができる．抗不整脈薬として1%200ml製剤が，持続点滴または，持続皮下注として500mg-1000mg/日で効果を期待することができる．

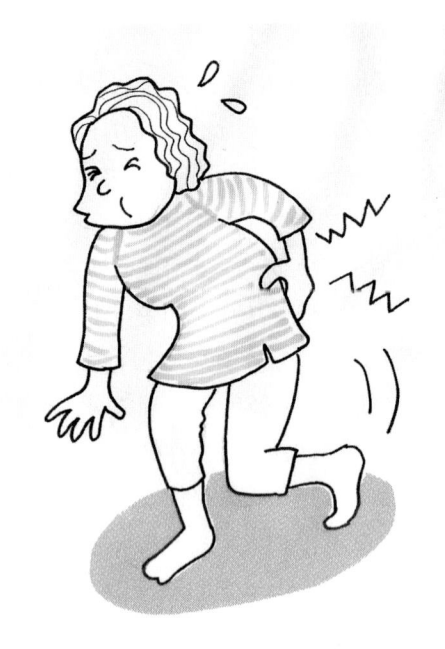

## 「チリチリピリピリ,オピオイドが効かない痛み,神経障害性疼痛.」

むろん,クロナゼパムもリドカインも保険適応はないのだが,安全に留意して使用するしかない.神経障害性疼痛に有効な薬剤としては,他に下行抑制系に作用する3環系抗うつ薬,SSRI,SNRIやNMDA受容体拮抗薬などを作用点の違う薬剤を併用して,鎮痛を図る.多くの薬剤を利用するということは,決定的な効果に欠けるためであり,神経障害性疼痛は,難治ということで,他にも,神経ブロックや放射線治療や多様な方法を活用する必要がある.

## ⑰ 効かない薬をどんどん増やしてはいけない

**研修医：宮森先生，大変です，大学病院から今日紹介入院した患者が，フェンタニル3日用パッチが体中に大量に貼ってあるのに，イタイイタイと言っています．**
　**オピオイドは，投与量に上限がないと言われていますよね，パッチ薬は，副作用が少なくて，使いやすいので，効果がなければ，どんどん増やしていってよいのですか．**

　現在日本で，頻用されている，オピオイドには，モルヒネ，オキシコドン，フェンタニルがある．いずれも強オピオイドであるが，どれも同じではない．使い勝手が大きく異なるので注意が必要だ．
　一般的な注意としては，良く知られているように，モルヒネは，水溶性で，肝で，グルクロン酸抱合をうけて，多くが活性を持ったM6Gとなり，腎排泄される．水の代謝に影響され，腎機能低下では，腎からのクリアランスが低下して，蓄積し，M6Gの血中濃度が上昇し中毒症状を呈する．対して，オキシコドンは，腸管からの吸収がよく，肝代謝されて，大部分は，活性のないノルオキシコドンになり，活性のあるオキシモルフォンは，ごくわずかであり，腎クリアランスが低くても，薬剤効果に大きな影響は受けない．また，フェンタニルは，脂溶性で肝代謝される

薬剤であり，腎機能低下の影響を受けないので，腎不全の時には，血中濃度の上昇に気を使う必要がないので最適である．

　重要なのは，水溶性，脂溶性の違いで，水溶性のモルヒネは，腎機能による影響を受けるだけでなく，水の代謝の影響を受けるということである．高齢者などでは，水分摂取の変化や腎機能の影響を受けて，脱水や溢水になりやすい．水溶性のモルヒネでは，脱水で腎機能が低下すると容易にM6Gの血中濃度が上昇し，中毒症状を来しやすい．一方，フェンタニルは，脂溶性なので，脱水状態でも血中濃度が上がって中毒症状に陥ることはなく，高齢者でも安定して使用できる．

　モルヒネの中毒症状は，過量投与，急な増量，脱水や水分量の減少で発生する．たとえば，特に持続の皮下注や徐放剤では，水分摂取の低下により，容易に中毒症状を来しやすい．したがって，モルヒネ使用中に，呼吸抑制，意識低下，ミオクローヌスなどの中毒症状の出現した場合には，単純に細胞外液500mlから1000mlの輸液を行えば，多くの場合，中毒域の血中濃度から離脱し，呼吸抑制，意識障害などから回復できる．モルヒネによる中毒症状の場合，慌てて，拮抗薬ナロキソンを使用しないことが重要である．疼痛のμ受容体も拮抗して，激痛発作を起こしてしまい，悲惨なことになる．

**研修医：オピオイドは，一般的に，投与量に対して効果が頭打ちになる天井効果はないと言われていますが…**

　モルヒネに関しては，確かに経験的にも，そのようなことが言えるように感じられる．自験例でも，ある年若い癌患者の頭蓋底への転移浸潤の疼痛緩和では，PCA機能のあるシリンジでモルヒネを疼痛時に早送りしていたところ，増量に増量を重ねついに10000mg/日になったことがある．片や，2mg/日で疼痛緩和が可能であった高齢者の例もあり，2mgから10000mgまでの広範囲の領域で使用可能な薬剤は，モルヒネの他には見当たらない．

しかし，他のオピオイドでも同様に天井効果がないとは言い切れない．デュロテップMTパッチの能書には，「本剤の1回の貼付用量が50.4mg（300μg/hr）を超える場合は，他の方法を考慮すること．」と記載されており，上限のあることが示唆されている．経験的にも，MTパッチで，20mg/日以上に増量しても，増量した分の効果は，得られないように思われる．フェンタニルパッチ剤の，絶対的な適応は，腎不全の場合であり，相対的に適応に良いのは，水分の代謝の不安定な高齢者，重い痛みを訴える内蔵痛の鎮痛であり，便秘の副作用が少ないため，腸閉塞のリスクのある腹膜播種，嘔吐の副作用の強いモルヒネ不耐症，嚥下障害や腸閉塞で経口薬困難例などでは，とても使いやすい．

とある大学病院から紹介された患者は，末期膵癌で痛みが腹部と背中に集中していて，痛いと主治医に言うと3日用の16.8mgのパッチが一枚ずつ増量され，転院する時には，なんと21枚になっており，大量のフェンタニルによる傾眠状態にもかかわらず，痛いと訴えていた．オピオイドは，天井がないはずという迷信がこうした処方になったのであろう．この症例では，当院で，鎮痛補助薬の併用とモルヒネ持続皮下注75mg/日で疼痛緩和が得られた経験がある．ことは，フェンタニル貼付剤だけの問題ではなく，一般的にも，効かないオピオイドを，効くはずと誤解して，どんどん増やしてはいけないのは極めて重要な注意事項である．

## 研修医：特に，オピオイドの効きにくい痛みとして，神経障害性疼痛が知られていますが…

神経障害性疼痛と考えられた場合は，痛みの質と原因を考えて，オピオイドのみで鎮痛を図るのではなく，鎮痛補助薬を併用して，鎮痛を図る必要がある．

神経障害性疼痛に対して，効かないモルヒネを大量投与していた症例で，鎮痛補助薬の併用で疼痛緩和された例は，しばしば経験する．神経障害性疼痛にオピオイドのみで鎮痛を図ろうとすると，大量のオピオイ

「何でもかんでも，オピオイドの増量で済まさない．眠いばかりで，痛みは，取れず，パッチペタペタ貼りすぎ注意．」

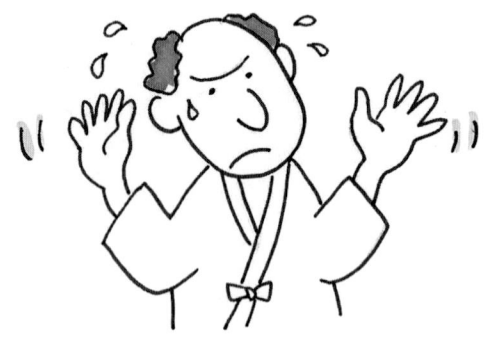

ド使用量となる．大量オピオイド使用例は，逆に，オピオイドが効いていない神経障害性疼痛ではないかと疑ってみる必要がある．

　また，ある患者は，「苦しい，痛い」という身体的疼痛の訴えの形で「心の痛み」を訴えていた．その訴えにモルヒネ大量投与で応えていた症例は，傾眠鎮静状態に陥っがが，抗不安剤と抗うつ剤で，モルヒネ量の減量と覚醒，精神的安定が得られた．いずれも，効かないのに「痛い」という訴えにオピオイドでの増量で応えた誤りである．

　「痛い」という患者の言葉の背後には，「心が痛い」という魂の訴えや「先生の痛み止めの処方は，全然効かない」という訴えが含まれている．患者の言葉の背景に心を巡らせ，真実を解き明かすことが臨床の仕事と考えるべきであり，「痛い」という訴えに対して，オピオイドを機械的に増量するだけでは，臨床医とは言えない．

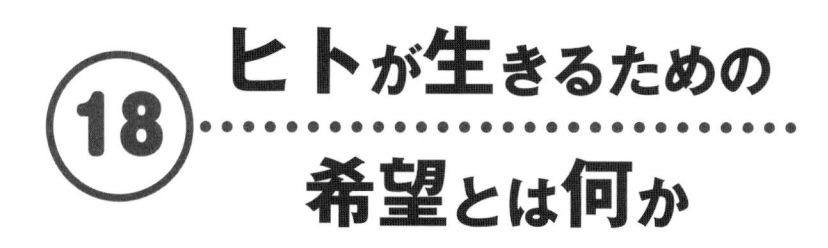

# 18 ヒトが生きるための希望とは何か

**研修医：大変です．昨日入院した患者が，痛みは，オピオイドで緩和されたのに，もう生きているだけで辛いから，早く死なせてくれと言っています．どうしたらよいでしょう．**

　癌と告知されても，手術や抗癌剤治療を控えている人は，そこに希望を託す．悪性の癌と告知された人は，多くの場合，治療そのものに希望を託す．しかし，辛い治療を乗り越えて，再発し，もう次の手がないとされた時，多くの人は，治療の希望のないことに落ち込む．しかし，治療の希望のないことと，生きる希望のないこととは，別の問題である．

　治療の希望をあくまで，追い求めていく人には，数えきれないくらい多くの怪しい「保険の効かない新治療」が口を開けて待っている．国を挙げて標準治療を勧めていても，標準治療の適応から外れたり，標準治療が効かなかったりしたときに，どうすればよいのか誰も教えてくれない．「緩和ケアに専念」と勧められても，「座して死を待つのか」という切迫感からは，逃れられない．特に，標準治療は終わったが，まだ何も痛みも症状もないときに，何も治療をしないで過ごすことは，人を焦りに駆り立てる．しかし，治療の希望のないことは，生きる希望のないこととは，全く別のことである．

**研修医：そのような状況にいる患者さんにどう対応したらよいのでしょうか？**

　ヒトが生きていく希望とは何か，または，生きていく支えとは何か，逆説的に言えば，死なないで生きている理由は何か，ということが，終末期の医療や在宅ケアの現場では，最重要なテーマとなる．神や仏，天国や極楽を心から信じている方にとっては，生きる希望とは，神や仏であるかもしれない．

　しかし，現代日本人は，ナイーブではなく，信心深くもない．たやすく人を信用しないどころか，ほとんど神も信じてはいない．この期に及んで，金でもなければ，神や仏を信じよということは，ケアにもならない．治療の希望が消えた時，今日も明日も生きていく希望と最後のよりどころとは，何か．

　多くの人は，家族と答える．だが，家族が，心の支えの幸せな人も，必ずしも多くはない．最近は，離婚家族も離れ離れ家族も，妙に多い，単身独居，天涯孤独の方は，急激に増えている．生きていくことを支える，生きる希望を持てるようにケアすることは，たやすいことではない．若い学生や医師・看護師の諸君にとっては，希望は溢れるばかりであろう．技術を磨いて，一人前になって，結婚して，子供ができて…．一方，癌終末期にあって人は，希望をどのように持ちうるのだろうか．

　生きる希望がないと，ヒトは，早く終わりにしたいとつぶやき，絶望，無気力に陥る．絶望のなかでは，ヒトは，生きてはいけない．絶望の中に亡くなっていくということは，患者にとっても医療者にとっても，あってはならないことである．患者には，「生きていて良かった」と思っていただきたい．そのために，終末期にある患者に，どうすればよいのか．

# 「ヒトは，希望の動物」
(昭和34年　経済企画庁年次世界経済報告)

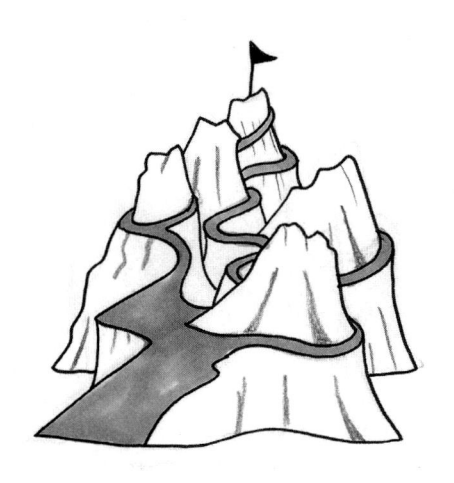

　癌の治療もすでに終わり，これ以上の治療はないとされた人にとって，何が生きる支えとして必要なのか．限られた時間を家族と静かに過ごす人，長年過ごした自宅で，誰にも遠慮もなく自由に過ごす人，最期に一度大バクチを打ってみたいと，黄疸の身を抱えて外国へギャンブル旅行した人，身辺整理をしたいと自宅へ帰った人，趣味の歌集を完成させたいと，編集に励む人，人それぞれの，残った時間を生きていてよかったと思えるように過ごすことができれば幸いである．明日を生きる希望はなくとも，今日一日でも希望を持つことができるようにすること，生きる希望を，辛くも支えることが，終末期の患者には，必要不可欠である．患者と家族の今日一日の希望を探すことが終末期ケアの仕事になることがある．

## ⑲ 胃瘻は止められるのか

**研修医：胃瘻栄養をしている認知症の患者の家族が，もう栄養を胃から入れるのを終わりにしたいといっています．言うとおりにしてもよいのでしょうか．一体どうしたらよいのでしょうか．**

　認知症が進んで嚥下困難となった時，延命的に対応しますか，非延命的に対応しますか，と問われて，もう終わりの時が近づいたのだと覚悟できる家族は，少ない．多くの場合は，例えば，親がこれで，もう食事もとれなくなって亡くなってしまうということは，受け入れられない．とりあえず，栄養療法を開始してもいただかなければと，考えて，胃瘻や経管栄養の方法を選択することが多い．あるいは，施設の患者の場合は，胃瘻でなければ，受け入れないとなれば，胃瘻手術を行うこととなる．施設によっては，胃瘻は難しいとして，療養型病院などに移行を依頼されることもある．いずれにせよ，家族にとって，患者の最期は，受け入れがたく，先延ばしにしたければ，延命的な栄養療法を選択する．

　胃瘻栄養にしたのは良いが，認知症の親は，無表情に寝ているばかりで，生きて喜んでいるようには見えない．あるいは，胃瘻栄養を開始し，痰が増加して，口腔，咽頭の吸引の頻度が増えて，その度ごとに，辛そうな表情をしているのを見るのが家族にとって苦痛となる．胃瘻栄養を定期的に入れられて，生きているだけの状態となっているのを見て，生きていことの辛さを感じるようになる．そう言えば，親は，以前から無意味な延命治療はしないでくれと，言っていたような気がする．無理やり，

親を延命して，かえって苦痛を与えているのではないか．いっそのこと，肺炎で病院に入院している間に，もう終わりにしてもらおうか，と家族は考えたのが，事の始まりである．

**研修医：終末期の医療に関する倫理的判断に関するガイドラインとしては，どんなものがありますか？**

　平成19年厚生労働省「終末期医療の決定プロセスに関するガイドライン」が基本的なものとなる．このガイドラインでは，終末期医療の方針決定に際して，本人・家族の決定があれば，当然その通りにするわけであるが，本人家族の意思が不明であるか，決定できない場合には，その患者の医療看護チームによる判断に全面的な信頼性を与えている．即ち，現場の医師，看護師，ケースワーカーなどの多職種によるチームで，終末期医療の方針を決定していく必要がある．医療チームで，決定できない場合には，その病院や，地域医師会の倫理委員会に助言を求めることができるとされている．

　本人が，意識不明や認知症の場合には，家族による延命，非延命などの終末期医療の方針を決めてもらうのであるが，家族の心情は，延命と非延命の間で，揺れ動く．家族内でも，意見が割れるのは，当然の成り行きで，たとえば親のこれからを巡って，一致しない事も，普通である．とりわけ，延命，非延命の判断というような厳しい判断は，簡単には，できない．いずれにせよ，終末期の決定をしていくためには，家族全員に面接して，その意思を明確にしてもらわねばならない．法的には，公証人の立ち会いによる公正証書が必要とされるという意見もあるが，少なくとも，家族の意志は，明確に書面に記し，署名をいただく必要はある．その過程で，家族の気持ちを傾聴し，決して，介護が面倒になったからとか，費用が掛かるからといった理由でなく，本人の以前の意思や，患者にとって最も良い選択としての決定として考えていることを，明確にする必要がある．

家族を含めたチームで，今後の方向を検討する必要がある．決して，医師単独で，終末期の決定を独断で下してはならない．あくまでも，多職種のチームで，検討し，決定していくプロセスが必要である．この点が極めて重要である．

## 研修医：認知症や高齢者における栄養療法の差し控え，ないし，中止の決定に関しては，どんなものがありますか？

平成24年日本老年医学会「高齢者ケアの意思決定プロセスに関するガイドライン．人工的水分・栄養補強の導入を中心として」が提案されている．病院や施設で，栄養療法の中止を行うには，このガイドラインによるプロセスが必要となる．この場合も，医療看護チームによる検討が必要とされている．医師の独断は，いずれにせよ認められていないことが重要である．

現場の医療チームの検討では，結論が出ない場合には，病院，地域医師会の倫理委員会の助言を仰ぐことになる．病院や施設などの組織は，基本的に，いかに生かすかの観点から運営がなされており，非延命・看取りのために動くことには，抵抗があり，簡単に，栄養の中止という重大な決定はできない．特に人の命に係わる問題であり，ガイドラインがあるからと言って簡単に，延命から非延命への方針転換ができるようになったとは考えない方がよい．

病院で，延命から非延命への転換が簡単でない場合，家族は，そのままあきらめる必要はない．もとより，在宅ケアでは，本人家族の判断と決定で，非延命の選択も可能であるはずであり，医療処置や，苦痛症状がなければ家族が患者を在宅に引き取って，非延命的に対処して，最後を自宅で看取るようにすることは，可能であるはずだ．もともと，つい最近までは，食事が食べられなくなった老人は，在宅で老衰として，最後を看取られていたのだ．世界中でも，そうした対応が大勢を占めているはずだ．

**研修医：病院で，延命的な胃瘻栄養を中止して，延命を中止したいという家族には，どういえばいいのでしょうか？**

　我々は，家に連れて帰って，家で看取りなさい，家族で，親の最期を看取ることは，最も良いケアとなるはずである．そのための往診医や訪問看護師・ヘルパーの確保，ケアプランの支援はすると，答えた．

　家族は，理由は言わず，それはできない，とだけ答えた．元々，施設で認知症の親の介護を依頼していて，最期の時間だけ在宅ケアというのは，簡単ではない．しかし，延命から非延命の方針転換の実行を病院に依頼しながら，家族自身が非延命の方針による在宅ケアの受け入れを拒否するのは，医療者として受け入れられない．倫理的に葛藤の生ずる方針の転換を，家族の責任を放棄して，病院に依頼することは，心情的にも，あり得ない．仕事が忙しいからとか，他の家族の協力が得られないからという理由であれば，親の最期を看取るということを，そんなに安易に考えるべきではないと，言わざるを得ない．親や家族の最期を，病院に安易に頼んで，善なに対処しておいてくれというのであれば，それほど無責任な態度はないと思われる．あるいは，親の最期を看取るというような，スピリチュアルに辛いことは，とても耐えられないので，病院に頼むというのも，生や死と，きちんと向き合っていないような気がする．親や家族の死と向き合うのは，人類が有史以来続けてきた，人としての基本的な作法であると思うのだ．だから，在宅で，家族を看取ろうとする家族には，医療者は，24時間に渡る全面的なサポートをしなければならない．それは，人として，生と死と向き合う厳粛な時間であるからだ．

「延命治療の中止は,独断専行するな,チームと倫理委員会で」
「在宅看取り家族には,24時間の全面的な支援を」

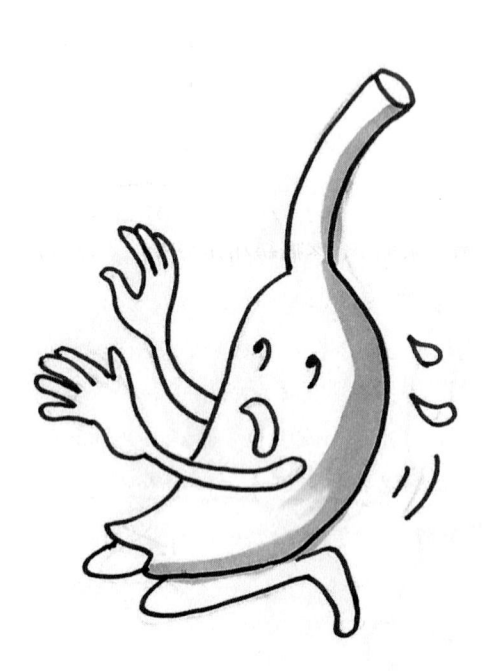

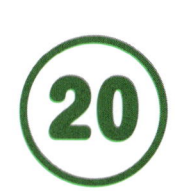

## 20 鎮静を勝手にしてはいけない

**研修医**：癌末期で受け持っている患者さんが，「これ以上何もしたいこともないし，少しの辛さも感じたくないので，あとは，ずっと最後まで眠らせてくださいお願いします」と言っています．家族と話や散歩もできるし，食事もさっきは，おいしいといって食べていたのに，患者の言う通りに，鎮静してしまってよいのでしょうか．

　従来から，どこの病院でも，癌の末期で，疼痛緩和ができなくなったり，症状緩和ができなくなると，主治医は，強力な鎮静剤を使って意識をとり，亡くなるまで目覚めることなく深く，眠らせるセデーション(鎮静)という方法を取ってきた．癌やその他難病や重症終末期の肺炎など回復不可能な病状の時に，苦痛症状が緩和されない場合に，最期まで患者が苦しみを感ずるとのないようにという理由から，強力な鎮静剤で意識を取ることで，苦しむことのないようにしようとする方法である．

　たしかに，症状緩和の手立てが尽き果て，何をしても痛みや辛さの取れない場合がある．特に，癌末期の呼吸困難など，若くて体力のある患者ほど，各種の薬剤を用いても，癌や胸水などで肺の容量が減少してくると，呼吸困難は，進行してくる．例えて言うならば，毎日少しずつ溺れていくように呼吸が苦しくなり亡くなっていくことがある．痛みは，鎮痛剤を使用すれば，我慢できるほどの状態になるかもしれないが，苦しいとは恐怖であり，耐えることはできない．

しかし，問題は，鎮静をする決定プロセスにある．今までは，主治医が，鎮静相当と判断した場合に，看護師に注射指示を出して，強力な鎮静剤を投与し，深い鎮静としていたところが大半である．今でも，緩和ケア病棟以外では，医師の単独の判断で，鎮静相当と判断して，鎮静剤を投与しているところが多いかもしれない．しかし，一人の主治医だけの判断で深い鎮静を行う決定を下し得る体制というのは，極めて危険である．

以前，ある病院に妻が入院しているが，薬で寝かされてしまっていて，全く反応がないので心配だという夫の相談をうけたことがある．鎮静の説明は，何もなかったようだが，肺癌が脊椎に転移し，脊髄圧迫症状を起こして，両下肢麻痺に陥った患者は，精神的に荒れ果て，大声を出して叫び，食事などを出してもぶちまけてしまうため，鎮静剤で寝かされているとのことであった．当院に引き取った時には，完全に深い鎮静がなされており，元病院では，そのまま最期まで鎮静状態にするつもりのようだった．当院の精神科医との検討で，激越うつ病と診断し，鎮静を解いたところ，確かに興奮の激しいうつ状態と考えられ，クロミプラミンの点滴を行ったところ，劇的に軽快し，笑って食事が摂れるようになって1か月を過ごされたという経験がある．

**研修医：鎮静の判断プロセスの何が問題なのでしょうか？**

問題は，主治医が症状緩和に行き詰まり，単に訳が分からなくなったので，あらゆる症状を隠してしまう鎮静に頼ってしまう場合があるということ，鎮静という重大な判断を，主治医単独で決定してしまうということである．闘病が長くなったとか，対応できないからとか，症状緩和に努力することなく，安易に深い鎮静という手段を選ぶ主治医がいるのではないかと懸念している．

深い鎮静の場合，患者は二度と意識をもどすことはなく，そのまま最期を迎えることになるので，鎮静以降は患者の「生きててよかった」と

思える positive QOL は，全く0になるということである．さらには，患者との会話やコミュニケーションも閉ざされるので，家族にとっても，重大な決定となる．個々の主治医に依存するのではなく，鎮静の判断基準を明確にする必要があり，かつその判断プロセスを基準手順化することが必要となる．

緩和医療学会で定めた「苦痛緩和のための鎮静のガイドライン」は，この点を明確にした初めての試みである．このガイドラインで示されている重要な要件は，鎮静の判断プロセスを，主治医一人に依存するのではなく，患者・家族・医師・看護師などで形成される医療チームによる意思決定プロセスとすることで，密室性を排除し，医師単独の判断ではなく，チーム医療の合意ある判断とするべきとした事にある．これにより，鎮静という重大な決定が，主治医の単独行動でゆがめられることの無いようにされている．これは，極めて重要なことで，緩和ケアの診療以外でも，深い鎮静を行うには，その決定プロセスを患者・家族を含めた医療チームで行うガイドラインに則る必要がある．

鎮静のプロセスについては，手順に則るとしても，このガイドラインでも鎮静の基準に関しては，明確とは言えない．深い鎮静を行う相応性 (proportionality) として，耐えがたい苦痛，治療抵抗性，予後2〜3週間との基準が示されているが，「耐え難い」苦痛とは何かは，個々の例に照らして十分に明確ではない．「耐え難さ」は，極めて主観的で，患者が耐え難いといっている事の客観的基準はない．日常生活は，普通にできるほどに元気で，我慢弱く，少しのことでも「耐え難い」という患者は多い．患者は，辛くなくても，家族が「耐え難く」すぐにパニックとなり，患者が辛そうに見えるので，寝かせてしまってくださいという場合もある．客観的な QOL の指標が必要なのである．

我々は，癌の苦痛緩和する患者では，IDAS による QOL 評価を行い，IDAS がマイナスか0，即ち，「生きててよかった」と思える positive QOL が無くなり，辛いだけの negative QOL となっていること，言い換

「医師の単独判断で勝手に深い鎮静を行ってはいけない．すべてはオープンに，患者家族と医療チームと共に手順に沿って決めること」

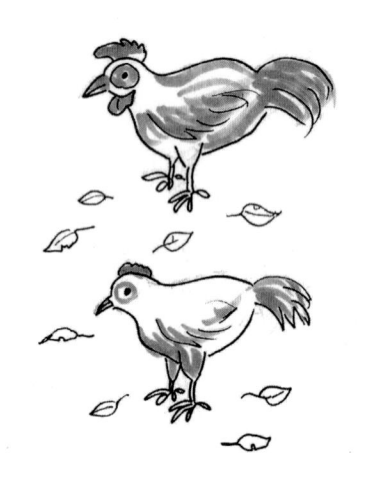

えれば，「楽しい事は何一つなく，辛い事しかないので，寝て過ごした方がましな状態」を確認しなければ，安易に深い鎮静を行なえないことを基準としてハードルにしている．また，深い鎮静のためのプロセスを明確にし，患者又は家族のサインと，複数の医療スタッフのサインを鎮静のための必要条件としている．どこの医療現場でも，深い鎮静に関しては，基準とプロセスを明確にする必要がある．

# 21 嚥下障害の高齢患者

I たのしい緩和ケア

**研修医：嚥下性肺炎と脱水で入院した高齢患者が，禁食，輸液，抗生剤で治療をして，肺炎は良くはなったのですが，嚥下機能評価をしたところ，飲み込みは，全くだめで，ゼリー食も全部むせ込んでしまいます．これからどう進めたらよいのでしょう．**

　高齢化時代の医療問題の基本は，究極，嚥下障害の問題に集約されていく．老衰は，最後に，嚥下障害，食欲低下の問題になる．肺炎，脱水で緊急入院した高齢者は嚥下性肺炎と脱水が治療されても，嚥下困難と栄養障害の問題が残る．嚥下が可能なのか，そうでないのかを判断するには，客観的な評価方法として，一般的には，嚥下機能評価を行うが，一回の嚥下機能評価で，その後を決定しては，余りにも，即断にすぎる．高齢者は，肺炎や脱水からの回復過程にある場合には，嚥下機能も十分には回復しない．ある程度の時間が必要である．また，高齢者は，環境の変化に弱く，入院環境に適応しにくいので，嚥下機能評価のテストにうまく乗れない患者がいる．また，せん妄や不眠症となり，鎮静剤を投与されて意識障害を来していることがあり，必然的に嚥下機能が低下している．こうした状態で，嚥下機能評価をしても，良好な結果は，得られない．安定した全身状態と精神状態で行った評価が必要である．環境によっても異なっていて，入院中は嚥下が全然ダメな患者が，在宅に帰った自宅の食卓では，好物をうまそうに食べていたりする．身体リハビリが進んでいるうちに，嚥下機能も回復する例がまれではない．嚥下機能評価が重要なのは，もしかしたら，患者の人生がこれで大きく左右されるからである．

**研修医：嚥下機能が全くダメで，嚥下リハビリの効果も全く見られない場合，これから患者はどうしたらよいのでしょうか．**

　患者は，判断能力があれば，自分で決断して，栄養療法を取り入れていけばよいのであるが，問題は，認知症や衰弱した高齢者で，自己決定できない場合の決定である．

　嚥下障害が回復不能な場合に，とるべき方向は，二手にわかれる．延命的対応と，非延命的対応である．延命的に対応する場合は，胃瘻，経鼻経管栄養，高カロリー輸液などの人工的な栄養療法をとることになる．非延命的対応としては，末梢点滴で脱水のみを補正する，むせ込みながら食べて肺炎を繰り返す，あるいは何も食べずに衰弱して最期を迎えるとなる．人工栄養を拒否して最期を迎える自然死や平穏死は，非延命的対応となる．嚥下障害が回復するかしないかは，人生の予後を決定する重要な目安となる．

　延命的なのか非延命的に対応するのかは，患者自身が判断できない場合は，家族が本人の気持ちを忖度して，決定せざるを得ない．本人が健康な時にどのように，この問題を考えて意思表明していたかは，殆ど書類にはしていないことが多いので，家族に依存せざるを得ない．家族にとっても，延命か非延命かの決定は，極めて重い判断となる．

　しかし，問題は，それだけにとどまらない．延命療法にせよ，非延命対応にせよ，これからの要介護の状態をどこでだれがケアするのかという問題，更には，非延命的対応とした場合は，誰がどこで終末期のケアをするのかという重大な問題が残る．延命的療法をした場合には，非癌状態であれば，長期の看護介護を覚悟する必要がある．非延命であれば，本人家族の決めた倫理的決定を，誰がどこで実行していくのかという問題となる．今の時代，急性期病院は，DPC体制となっており，安定した患者を置いてはくれないし，非延命終末期であっても，末梢点滴をするだけの終末期患者を，最期まで病棟においてはくれない．療養型病院へ移行を勧められても，終末期をすごすだけの目的では，多くの場合受け

入れてもらえない．何よりも，月々20万円前後の自己負担の生ずる療養型病院に入院できるのは，ごく一部の裕福な階層だけである．老健施設は，終末期の患者や，IVH(中心静脈栄養)，経鼻経管栄養の患者は拒否され，胃瘻患者には，人員枠があって，簡単には受け入れてもらえない．特別養護老人ホームは，3年待ちであり，胃瘻をつけて復帰することはあっても，新規の受け入れは，困難である．施設の受け入れ条件として，嚥下障害には胃瘻を要求されることもあり，誰も望んでいないのに，施設に入るためだけの理由で胃瘻の手術を求める家族もいるくらいである．

　結局，家族さえ受け入れられれば，介護保険による一割負担の在宅ケアが最も安価で，医療看護処置に関わらず，延命的療法でも，非延命的対応でも，いずれも対応可能な選択肢となる．在宅ケアでは，IVHでも，経鼻経管栄養でも，胃瘻でも，あるいは，点滴だけでも，点滴なしでも，どのような選択も，家族の覚悟さえあれば，我々の地域に限らず，在宅支援診療所があれば，可能なはずである．問題は，家族の覚悟となるが，これが実際には，難しい問題で，覚悟の決まらない家族が多く，決定が進まない原因となる．

　さらに，延命的対応といっても，例えばIVHでは，カテ熱による敗血症をおこしたり，高血糖や心不全，浮腫などのトラブルを来しやすい．胃瘻も，手術後の経過が悪くて，創部の離解や，下痢消化不良，気道分泌増加や胃液の逆流による肺炎などの合併症をしばしば起こし，全て安全とは言えない．経鼻経管栄養は，抜けやすく，入れ替えに注意が必要であり，鼻の違和感から，管を患者が抜いてしまう恐れがあり，手を抑制する必要があるので，施設では，受け入れない．しかし，胃瘻術後のトラブルは，長期の栄養不良状態から急に胃瘻を作って栄養を入れることに起因する場合があり，胃瘻術前に，1-2週間，経鼻経管栄養により栄養バランスを改善するとともに，経管栄養剤に馴化しておくと，術後，しつこい下痢に悩まされない利点がある．延命的な対応も，注意深い対処が必要である．在宅ケアへの，IVHや胃瘻，経管栄養などの延命的対応で退院する場合には，家族指導を徹底するだけでなく，実際に，やっ

# 「嚥下障害から始まる，延命か非延命か，老衰期の問題」

　てみて指導しなければ，家族ができるかどうか判断できない．実践的な注意深い指導とケアプランが必要である．
　一方，栄養療法の非延命的対応の場合も，基本的には，在宅ケアでの対応とせざるを得ない．病院は，基本的に，医療の装置となっていて，癌末期で，栄養や輸液が却って浮腫などの苦痛の原因となる場合はともかく，嚥下障害の場合に，非延命的に，何もしないでも過ごすような体制にはなっていない．末梢点滴をしながら，最後まで過ごそうとすることは，早期退院，在院日数短縮を目指す経営側の受けいれるところにはなく，転院か退院を迫られることになるだろう．家族がいる場合には，在宅での終末期ケアを勧めるのであるが，独居，単身などでは，孤独死ということになって，安易にはできない．家族が居ても，在宅ケアで家族の最期を看取るということになると，介護力や家族のスピリチュアルペインの問題があって，簡単には進まない．

# ㉒ 気難しい家族 (Difficult family) との付き合い方

**研修医**：大変です．受け持ち患者の，今までほとんど来なかった息子たちが，来ていて，病状説明をしたのですが，話に納得ができない，上の者を出せといって，怒っています．患者の病状や経過は，高齢で，食欲もなく，衰弱しており，老衰とも言うべき状態で，今後の予後は，難しいと丹念に説明したのですが，きちんと患者を治すのが，医者の仕事だろう，まじめにやれと，怒り出してしまいました．挙句の果ては，看護師のケアが雑だとか，対応が悪いとか，一から十まで，病院の対応が悪い，患者の具合が悪くなったのは，病院のせいだと，言っていて，収まりません．しまいには，主治医を代われと，言っています．もう，ホントに主治医を代わってほしいです．

　患者との信頼関係は，良好で，患者は，何も主治医や病棟スタッフに，クレームはなく，ただただありがとうございますと，いつも言っている「良い」患者である．患者は，医師の説明にも，頷いて，はいはい，ありがとうございます．と礼儀正しく，話を聞いてくれる，あるいは，意識は鮮明でなく，何も苦情は，言わない．主治医は，安心して，診療を進め，看護師も，患者との信頼関係を築いて，診療と看護を進めていく．ふつうは，こうである．病状の説明やICもある意味で，「なあなあ」となっていて，一応の説明をしてから，検査や治療をするのであるが，家族は，

101

多忙でなかなか来れないと，IC（Informed Consent）も本人のみで済ましてしまうことも時にある．

　しかし，家族も患者のようにいつも穏やかとは，残念ながら限らない．家族がとてつもなく気難しいことがある．こうした患者に気難しい家族が来ると，患者と医師，看護師の穏やかで，笑顔の場面は，一転して，緊張感に包まれたものになる．患者には，図を描いたりしながら説明をするのであるが，なぜか，家族には，説明が十分にする時間がなく，治療を進めていると，気難しい家族は，「そんなことは，初めて聞いた，きちんとした説明なしに，検査や治療を進めて，一体どういうことだ」と怒り出す．「この病院は，信用できない」「上の者を出せ」ということになる．

　病状が軽快していれば，まだ，「良かったですね」ということも言えるが，病状が芳しくない，入院した時よりも却って悪くなったとなると，話は，簡単ではなくなる．場合によっては，治療処置の中で，合併症や偶発症などが起きるようものなら，家族からは，「病院の医療ミスですね，きちんとした，説明と謝罪と補償を要求します」の発言をいただき，病院中が上を下への大騒ぎになってしまう．そこまでいかなくても，家族が来院すると，毎回，経過の説明に，何時間もかかり，主治医も看護師長も，極端な緊張を強いられ，家族の理解が得られないと，スタッフの疲労感は，極限に達する．

　高齢患者自体は，礼儀正しく，医師との礼節を重んじて，むしろ，余りにも控えめな，態度を示す．自らは，多くの説明やICを要求しない．それに安住していると，その家族は，必ずしもそうではない．説明した言葉の端はしに，何か，誤魔化すようなことを言っているのではないかと，詮索するがごとき家族もまれではない．よほど，時間を取って，説明し，ICのサインをとることをしておかないと，トラブルになること必定である．こうした厳しい態度で攻められると，病棟看護師もピリピリとして，

家族から何が言われるのではないかと、不安になり、家族には、近づかなくなり、家族との距離が一層、遠のいてしまう。主治医もまた、しかり、である。患者を共に支えるべき、家族と医療スタッフとのお互いの関係が、気難しいものになっていくという不幸なことになりかねない。

医師も看護師も、医療という社会に出てから、患者や家族からは「ありがとうございます」と感謝を言われて、育っていることが多いので、不信感や怒りを心に秘めた患者や家族との付き合い方は、苦手なのだ。別の切り口から言えば、医師も看護師も怒りや攻撃に弱い、人を信用しやすい、だまされやすい。

家族も、いろいろである。心から患者の事を心配して、そのために、不信や攻撃的になっていることもあり、患者のことが心配で、夜も眠れず、イライラとして、焦燥感が強まり、うつ状態に陥っていることもある。焦燥感が募って、つい、爆発し、怒りを表出する対象が主治医や看護師である場合は、よく見られる。

厳しい実社会を交渉術一つで乗り切ってきたような家族の場合は、最初は強気に出でて、相手を委縮されておいてから、やおら、言いたいことや病院に求めるというような、一筋縄でいかない家族も、時には、おられる。病院で純粋培養された医師や看護師には、とても相手にならない。

しかし、当然ながら家族の不信感を解く責任が、家族側にはない事は、明白である。医療者側に、その不信感を解くべき、努力の必要があることは、明らかである。ひたすら、説明を繰り返し、行うべき対応を行い、一つ一つの検査結果の説明や治療方針に関しての説明と同意を得る努力を延々としていかねばならない。安易で簡易な道などありはしない。たとえ、家族に会う前に、昼夜を分かたず大量の業務をこなし、心身ともにヘトヘトになっていても、家族との面談で、疲れた素振りを見せるわけにはいかないのである。

**研修医：患者の家族が多く，バラバラに予約なしして来院することがあり，その都度，説明を求められることもありました…**

　遠方から到着した家族は，心配の極みであり，少しでも主治医の説明を聞こうとする．他の家族に説明してあった場合，その話を聞いてくださいと言いたくなるが，家族から家族への病状説明と情報共有が，正確であったためしはない．誤解が誤解を呼ぶことが多く，結果として，医療スタッフへの不信につながる例が多い．はじめは，「良い家族」が，経過の中で，「難しい家族」に転化することだってあるのだ．患者家族への説明は，何百回でもする覚悟で，正確な説明をする必要がある．そして，当然ながら，その内容は，いちいち細かに診療録に記録しておくべきである．

　また，家族の言動も，真実心から患者のことを心配してのことなのか，何かほかに魂胆があるのか，人間を見抜いていく力も要求される．しかし，それは，簡単なことではない．特に，女性の心は全く解らないと自信を持って言ってもよいくらいだ．

**研修医：では難しい家族にはどう対応すればいいのでしょうか？**

　やはり，これもチーム医療であり，女性の事は，女性看護師の目を通して，分析と理解をしていただく必要があり，そのほか多職種の協力を得て，「家族」という，この複雑な当事者を理解していく必要がある．主治医一人で，何もかにも，対応はできると思うなということである．

　当然ながら，医師は，こういう時にこそ，上席医師への相談や対応するべきである．そのために，先輩はいるのである．何事も一人で抱え込むことがないようにしたい．

# 「家族への病状説明は，同じ話を何百回でもする覚悟で説明せよ.」
# 「気難しい家族は，多職種チームで対応」

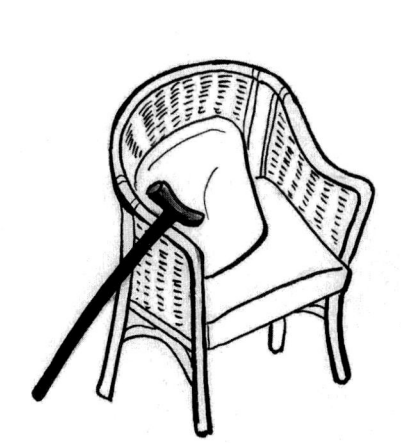

　ところで，「主治医を代えろ」という家族に対しては，どう対応するのか．基本的には，そうした要求に沿って対応はしない．主治医は，患者家族とは，あくまでも，理解と協力を得られる努力をとことんするべきであり，上司から変更の指示は，しない．できるところまで，お互い歩み寄るべきである．しかし，主治医から，お手上げの意向があれば，上司が代わりを務める覚悟が必要である．その上司は，いかに，家族から攻撃や不信感を示されても，絶対に逃げない覚悟で，最後まで主治医を務める必要がある．

# 23 気難しい患者 (Difficult patient) を理解する

**研修医**：今日，受け持ちになった患者は，以前から，有名なトラブル患者で，歴代の研修医が泣かされてきた人です．主治医や看護師の言うことは，聞かない，勝手に処方は，服用したりしなかったり．気分屋で，機嫌がよいと主治医との関係もよいのですが，何か気に入らないことがあると，すぐに怒って，医療者の誰かを標的にして，攻撃したり，ネットに投稿したり，しかも，いろいろ新しい症状が出たり，なかなか退院してくれません．機嫌が悪いと，すぐに院長を出せとすごんだりします．どうしたらよいでしょう．

　気難しい，扱いづらい患者は，一定の明確な定義範囲のある患者というわけではない．Difficult patient の範囲は，主治医や看護師の許容範囲に依存することも確かである．ある地域の患者は，例えば，皆，アルコール依存症に近く，勝手者で，医療者の忠告や指導は，全く聞く耳をもたず，処方さえもらってのんでいれば，酒をいくら飲んでも肝臓を悪くすることはないと信じていたとすると，そうした地域では，もともと，患者は皆そんなものと，医師も看護師も心得ているので，いまさら，難しい患者などと，言わず，普通の患者ということになる．一方で，清く正しい患者ばかりの病院では，禁酒を守れない患者は，精神科へ行くべき難しい患者ということになる．おそらく，地域によって，難しい患者の種類も，範囲も大幅に異なる．

I たのしい緩和ケア

　しかし，ごく一般的な診療や看護ケアにあたって，患者とのコミュニケーションができず，患者が一方的な感情の爆発や難しい要求をして，医療者が対応できない場合は，Difficult patient と言ってよいのではないだろうか．誰かこの患者が納得するように説明して，「外来や入院が混乱しないようにしてください」と，現場のスタッフが願う難しい患者は，どこの病院にもいる．

## 研修医：気難しい患者に対して，医療者は，どう対処すればよいのか．

　患者の言う通りにしていると，要求は，拡大して，対処できないレベルになり，患者は，モンスター化していく．または，患者の要求や感情を無視すると，ますます興奮して，だれも手に負えなくなっていく．

　主治医は，ひたすら身に起きたことに，運がなかった日だと思いながら，不愉快な思いで一杯になっている．看護師は，なるべく，患者に近づかないようにして，余計に患者の不安と，気分を害することになる．現場の士気を落とすことこの上ない．このような気難しい患者に我々は，どう対処すればよいのだろうか．

　難しい患者は，コミュニケーションが可能な患者と，そうでない患者にわけられる．精神科的な問題を抱えていて，薬物治療の必要な患者や人格障害，薬物依存などの場合は，精神科的な介入を必要とする．このような場合は，同じ土俵でコミュニケーションを深めていくことはできないだろう．精神科医の介入が必要となる．脳疾患の精神症状の場合も，同様で，異様な不安を訴える患者のなかには，アルツハイマー型認知症や脳腫瘍が隠れていることがある．異様に怒りっぽい癌患者がいて，次から次へと訪れる看護師や家族に対して，激怒し，取り付くシマもない．脳 CT を行うと，右の頭頂葉に転移巣が見つかった．脳腫瘍による刺激症状と考えられ，放置すると興奮しすぎててんかん発作を起こしそうであった．このような場合には，一般的には，抗けいれん剤を十分に使用することで，精神症状も軽快する．バルプロ酸で，怒りに震えていた患

者が，普通の生活戻ることができた例もある．実際，バルプロ酸の適応症には，てんかんに伴う性格行動障害(不機嫌，易怒性など)に適応と記されている．

**研修医：器質的な疾患の精神症状や精神疾患でない患者が，気難しく，情緒不安定であったり，コミュニケーション困難な性格であった場合に，医療者として，我々は，どう対応すればよいのでしょうか．**

　まず，患者の心理や行動が理解できない場合に，患者が正常範囲を超えていると考えるよりも，単に自分が患者の心理や行動の理解に至らないだけなのかもしれないと，謙虚になるべきであろう．重い病を得て，簡単には治らない状況にあって，或いは，病で死ぬかもしれない時に，医師や看護師が，自分を理解していないとしたら，どれだけ不安と不信の虜にならざるを得ないかを知るべきである．その認識の上に立って，患者や家族の心に想像力を働かせる必要がある．要求されているのは，理解できない行動をとっている人の心に対する想像力を我々がどれほど，持ちうるのかという事である．相手が人であれば，基本的に，その心と行動を想像することができないはずがないと考えられる．想像力を働かせることで，人は理解することができると信じている．有史以来，人類が，文学や芸術で，人を描き続けてきているのは，想像力によるものであり，人と人とのコミュニケーションの困難さなのである．

# 「人の心と行動は,人である限り,必ず想像できるはずだ」

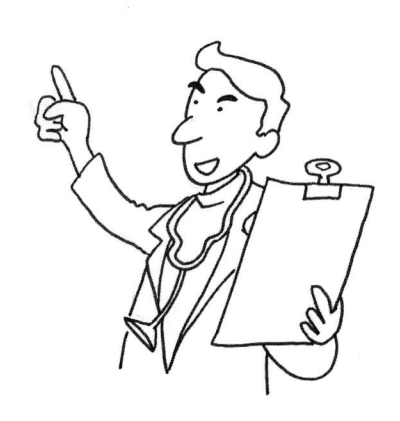

　気難しい患者に出会ったならば,ありとあらゆる方法を用いて,患者の背景,家族,地域,生育職業,既往歴,等など,プロフィル,言葉と行動を収集し,患者を理解し,気難しい理由を探らなければならない.時に,我々の常識を超えていて,この星の生まれではないのではないかと思うことがあっても,あらゆる試行錯誤の後,その心を想像しえた時に,患者は,気難しい人ではなくなるだろう.

# 24 急性期から終末期までの経過を診る

**研修医：**研修病院さがしで，初期研修医から相談を受けったのですが，急性期病院と地域病院，慢性期，地域のクリニックといろいろあって，どうしたらよいのか困っているという相談でした．大きく分けて，急性期病院の方が人気があるようなのですが，慢性期や地域の病院などもあります，一体どこで研修すればよいのでしょうか．

　研修病院として，有名な病院のほとんどは，急性期病院で，受け入れ救急車の台数を競っているような傾向がある．たしかに，救急医療は，医療の基本であり，急病で苦しんでいる患者を，ゼロから問題点を明らかにして，診断治療を行うことは，医療の世界に入った者が，プライマリ・ケアとして研修し，対処できなければならない能力である．ここから始めて，どんな患者か来ても対応できるという自信と能力を身に着けなければならない．救急診療，初期診療，総合診療としての基礎は，医学校の卒業したての若い時期に，医師としての基本的な作法として，急性期の患者対応を身に着けていないと，永い医師人生の中で，時に急変時や救急対応に失敗して，患者に迷惑をかけることになる．

　しかし，問題は急性期のあとにある．風邪や単純な脱水など，その場限りの急性期疾患であれば，それで終わりであるが，多くの急性期病院

では，救急患者は，急性期でそのまま簡単には終診とはならない．重篤な急性疾患で緊急入院したとしても，多くの重篤な疾患は，慢性化する，或いは，後遺症を残す．たとえば，脳血管障害ならば，麻痺などの運動機能障害をリハビリで回復を図るが，最終的には，障害を抱えて生きることを支えなければならない．急性期で入院して癌で手術をしたとしても，進行癌であれば，抗癌剤治療を必要とし不自由な生活を余儀なくされる．癌が進行すれば，機能障害や疼痛緩和が必要となり，最終的に命を取られることになるかもしれない．近年，高齢患者の救急患者に多発する嚥下性肺炎や脱水，栄養障害も，急性期は，輸液，抗生剤で治療しても，嚥下障害や廃用症候群は継続し，継続的な医療やケアが必要とされ続ける．

## 研修医：急性期の患者は，急性期で居続けるのではなく，直ちに慢性期の患者になっていく…

　急性期と慢性期の患者の2種類がいるわけではなく，同じ一人の患者が，急性期から慢性期になるのであり，我々は，こうした患者を診ているのである．患者にとって，急性期は，悪夢のように過ぎたとしても，慢性期には，障害や病を抱えた人生を送る必要がある．急性期の病状に対する医療は，ハウツウとして，最適化，マニュアル化された対処が必要であるが，慢性期に至った場合には，病を抱えた個人や家族としての治療や看護や介護が必要になる．治らない病気や進行する疾患と，向き合いながら人生を送っていく．その時期にあっても，主治医は，当然，患者と家族のために必要な医療やケアを手配しなければならない．急性期のハウツウではない，病から逃れられない患者・家族と寄り添い，病と向き合う態度が必要とされる．主治医として一人の患者の診療を行うとは，急性期から慢性期，さらには，終末期にわたる患者の人生に医療者として，関わるということである．

現在の急性期病院は，極端に言えば，地域連携を進めて，急性期医療が終われば，直ちに，慢性期の病院や施設に送り，そこで対処してもらう，在宅にもどれば，在宅医によろしく依頼するという，地域連携ネットワークを進めていくという方針で貫かれている．施設ごとに有利な機能をフル活用すること，そのためには，病院も救急から急性期，慢性期，施設，在宅と異なる施設を移動することを当然としている．一致協力のネットワークといえば聞こえは良いが，必ずしも，そう簡単ではない．

**研修医：医療連携のネットワークは，実は，患者のために最適化しているというよりは，病院や施設にとって都合の良いために行っている面もあると…**

　患者は，そのために，地域から遠い病院や施設を転々と，回されることもまれではない．患者にとって最も好ましいと言うよりは，病院や施設にとって最も都合よく連携されている．結局，急性期に特化した病院で研修すると，急性期を過ぎた患者は，次々と別の病院や施設に行ってしまい，その後の経過も知らず，病を抱えた患者家族の苦悩に向き合うこともなく，そのために医療者として何をなすべきかを問題意識として考えずに，研修は終わってしまう．急性期でしか研修しない若い医師は，亜急性期や慢性期の患者，治らない病を抱えた患者のケアという重要なテーマを学ぶ機会がない．患者を，急性期から慢性期，在宅，終末期と一貫して診療して，学ぶ機会が極めて重要である．

　このような観点から言えば，地域社会に根を持った地域病院は，急性期から慢性期，さらに，在宅移行も含めた医療を担い，患者の時間軸の経過に沿って地域社会で診療していくことができるので，全人的な医療を学ぶ場所として，適していると考える．

　我々の川崎市立井田病院では，地域の2次救急病院として，多くの急性期疾患に対応するとともに，地域がん診療連携拠点病院として，地域の癌診療とその後のケアを行い，さらに，かわさき総合ケアセンターでは，

## 「患者は病から逃れられない.急性期から慢性期,在宅,終末期まで寄り添って主治医を務める研修が必要だ」

緩和ケアや在宅ケアを行って,地域社会の患者さんを,最初から最期まで,地域社会で診療・ケアしている.研修医も,救急外来や急性期疾患の治療研修に当るだけでなく,緩和ケア病棟の担当をして緩和ケアを行うとともに,在宅移行した患者には,往診・訪問診療を行い,在宅での診療まで,患者と共に移動する研修体制を組んでいる.入院しても,在宅移行しても,再入院しても,患者の担当から離れない.患者から逃れられない研修体制としている.病から逃れられない患者と同じく,患者から最期まで離れず医療・ケアを実践できる研修体制を敷いている.

## ㉕ 医療不信を超えて

**研修医**：中心静脈カテーテルの挿入に失敗したうえに，患者に気胸を作ってしまいました．指導医と一緒に行ったのですが，なかなか入らなくて，患者が息苦しいと言うので，胸部X線を取ったら気胸になっていました．患者と家族に説明をして，指導医にすぐに胸腔チューブを入れていただきました．本当に，患者さんに申し訳なくて，自信を失ってしまいました．

　医療処置は，手術は無論のこと，どんなに小さな処置であっても，合併症や偶発症から逃れることができない．注射や内服薬であっても，アナフィラキシーショックは，ある頻度で起きうる．時によっては，致死的な場合すらある．事前に，合併症や偶発症の説明を十分に行って，患者や家族の了解を得た場合にのみ，処置や治療，注射などを行うとしても，極めて稀な合併症までも説明することはできない．頻度は少ないが，重篤な合併症の事ばかり，説明してから手術や処置を行おうとすれば，大抵の患者は，手術はこの病院では結構です，他の病院へ行かせていただきます，失礼しますサヨナラと言われてしまう．

**研修医**：処方薬であっても，何か新しい処方をしようとすると，「副作用はないのですよね」と患者に聞かれると困ってしまうのですが．

　「副作用は，あらゆる薬剤にありますが，普通に使用する限り安全です，そして，薬を安全に使用するのが，医師の役目です」と答えることとし

ている．新しい薬を処方すると，「何か強い薬をつかうのですか」と言われる患者もいる．作用が強いのと副作用は，必ずしも一致しない．「作用の弱い効かない薬を使っても仕方がないです」「注意して，安全に使います」と答えるしかない．特にモルヒネなどの医療様麻薬，オピオイドを使用しようとすると，患者や家族の拒絶反応に会うことがある．概して，医療者への不信感を心の底に携えておられる場合が多いように感ずる．癌の発病から，治療，再発から癌性疼痛に至るまでのプロセスで，医療者に患者の心を理解してもらえないまま，再発，進行してきた中で，医療への抜きがたい不信感を持って，最終的に我々の前に来られた場合，不信感を取り除き，共に病と対峙するパートナーして，医師患者関係を築くことは，並大抵に簡単な事業ではない．モルヒネなどのオピオイドへの不信と不安は，その薬効の使い心地の素晴らしさで，解消するしかない．薬剤の使い方一つで，信頼も不信も得てしまう．それに，合併症は，ある確率で必ず起きる．臨床の厳しく怖いところである．

**研修医：医療は信頼関係というのは，このような場面で，要求される言葉ですね．**

　オピオイドという麻薬に分類される処方を，医師から投与され，内服するというのは，患者にとって，信頼関係なしには，不可能なことである．また，例えば，腹部の開腹手術などは，メスで腹を開けることであり，医療者への信頼なくしては，困難である．患者から投げかけられた信頼に，医療者がどれだけ応えられるのかが，問われている訳である．

　しかし，手順通りに手術をしても，いくら注意深く処置をしても，合併症も偶発症もある確率で必ず起きる．患者間違いや薬剤間違い，手順の間違いなどの事故も，人のすることでは，ゼロにはならない．場合によっては，患者にかなり大きなダメージを与えることもある．患者にダメージを与えた場合には，患者だけでなく，当事者の医師や看護師自身，患者に損害を与えてしまったことに，衝撃をうけ，立ち上がれないほどの

状態になってしまう．患者にダメージを与えた事に自責して，職業人として，仕事にならない事になることもある．

医療事故や合併症で，患者に損害がある場合には，患者の救助，治療が最も優先されるが，同時に，必要なのは，関連した医師や看護師の精神的支援とケアで，早急に対処しなければ職業人として二度と立ち上がれなくなってしまう．

同時に，直ちに対応する必要のあるのは，家族への連絡と説明と謝罪である．当然ながら，いくら説明と同意の済んだ合併症や偶発症であっても，病院として，同僚として，患者家族への謝罪の気持ちの表明は，絶対的に必要である．

家族への説明が遅れたりしないように，説明内容は正確にして，事実を隠したりすることのないよう情報開示の原則で対応する必要がある．患者家族の不信感は，何か隠していることがあるのではないかという猜疑から始まるからである．すべてを患者家族に明らかにしたところからしか，事故や合併症という信頼の喪失からの信頼関係の再構築は，成しえないからである．当然に，患者や家族からは，口を極めた非難や批判を受けることになる．しかし，それは，患者にしてみれば，当然と言えば当然のことであって，医療現場の当事者たる我々は，そのような非難は，甘受して受けなければならない．

患者・家族との医療における信頼関係を構築すること，或いは，不信感を払拭することは，この時代簡単ではない．患者も家族もインターネットで，情報収集に余念がない．患者は，医師の説明の正誤を常に検証している．副作用も合併症も，常に，どこにも誰にでも起こりうる．不幸な取り違い事故であっても，臨床の現場に身を置く限り，誰にでも起きうることである．

「手順通りに行って発生した合併症や偶発症は，犯罪ではない.」
「信頼関係の再構築は，隠し事のない情報開示から始めるしかない.」

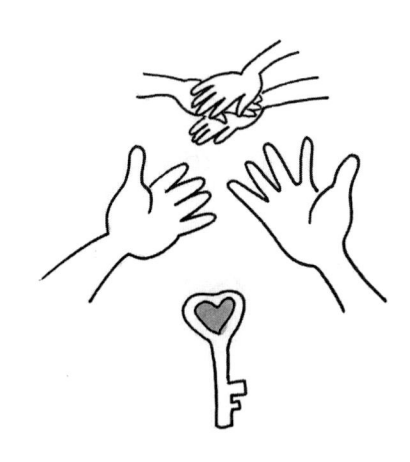

　このような時代にあって，必要とされるのは，信頼関係であり，まずは，患者，家族を医療者が信頼することから始めるしかない．起きた患者の損傷には，謝罪をしつつ，情報は，公開し，隠し立てはすることなく，医療者として，普通に注意深く手順に沿って処置を行ったことを説明することである．薬の副作用に関しても，同様な説明が必要であろう．こうした対応を，正々堂々と，しかし，謝罪の意を示しつつ行うことから始めなければならない．

# 26 緩和ケアでよく使うオピオイドの使い方

**研修医：緩和ケアでよく使われる薬剤の使い方について，先生の使い方を一言で教えてください．**

　よく使われる強オピオイドには，モルヒネ，オキシコドン，フェンタニルがある．メサドンは，使いづらい特殊な薬剤で，素人が手を出す薬剤ではない．

　オピオイドは，常に薬剤代謝と血中濃度を想定して使用する．モルヒネは，経口では，小腸で吸収され，肝代謝をうけ，20〜40％の生物学的利用率である．したがって，幽門狭窄では，吸収されず，短腸症候群では，徐放剤は，吸収される前に出てしまう．経口吸収の利用率が人により20から40％と倍違うので，効果や副作用の個人差が大きい．肝でグルクロンサン抱合を受けて代謝される．水溶性なので，水の代謝に左右される．脱水状態になっても同量のモルヒネを継続すると，血中濃度は上昇して，傾眠などの中毒症状を来すので，減量が必要になる．モルヒネ血中濃度が上昇して呼吸抑制などの症状が出現した時は，細胞外液の輸液を行えば血中濃度を下げて中毒症状を回避することができる．呼吸抑制に慌ててナロキソンを使用すると，μ受容体も拮抗されて，激痛が再発するので，勧められない．代謝産物は，10％が活性のあるモルヒネ-6-グルクロニド(M-6-G)となり，腎排泄される．グルクロン酸抱合に影響する薬剤と相互

作用を起こすので，併用薬には，注意が必要である．M-6-Gは，活性がある腎排泄代謝物なので，腎機能が低下した場合は，蓄積して中毒症状が出現しる．腎機能低下の場合は，減量して使用するか，腎機能に依存しないオピオイドに変更する．経口でモルヒネを使用するときは，便秘と嘔気の予防は，必須であるが，少量の持続皮下注で開始すると，特に嘔気は少ない．持続皮下注量と内服量との換算は，内服量の1/3とするのが安全である．持続皮下注のシリンジポンプのない場合は，点滴ポンプで持続点滴でもよいが，嘔気はやや強くでる傾向がある．モルヒネの持続皮下注では，水溶性プレドニンを混注すると，モルヒネによるヒスタミン放出や針の金属アレルギーなどによる発赤，かゆみが軽減できる．

オキシコドンは，生物的利用率がよく，経口で60〜80%とされているため，経口モルヒネより，力価が1.5倍と高くなっている．しかし，注射剤では，モルヒネの7割の力価とされており，鎮痛薬としての切れ味は，モルヒネを超えるものではない．肝代謝された代謝産物は，殆ど活性がなく，腎機能の低下した場合でも，蓄積の影響を受けにくく，腎クリアランスの低下した高齢者に適する．オキシコドンの徐放剤は，5mgからあるので，副作用も少なく，使いやすい．しかし，チトクロムP450のCYP2D6およびCYP3A4により代謝されるので，これらの阻害物質を併用すると，代謝が阻害されてオキシコドンの血中濃度が上昇するので注意が必要である．CYP2D6，CYP3A4の阻害物質リストを見ると多数の日常使用薬剤があり，併用に注意する，使いやすいが使いにくい薬剤と言える．

フェンタニルの特質は，脂溶性の肝代謝，代謝産物は，腎機能に依存しないので，腎不全の場合には最適な選択となる．便秘や嘔気の副作用も少ないので，使いやすい．特に便秘になりにくいので，腹膜播種などの腸閉塞のリスクのある場合や，パッチ剤では腸閉塞で内服できない例によい．また，肝転移などの重いぼんやりした内臓痛，腹水の張った痛みなどには，良い適応である．激しい痛みには効果は十分でなく，増量して眠気ばかりになることがある．肝臓のCYP3A4により代謝されるの

で，薬剤相互作用に注意が必要である．フェンタニル注射は，水分量が多いので，皮下注できず持続点滴になる．鎮痛のために，増量していくと，不随意運動の副作用の出現が多いような経験がある．

**研修医：オピオイドの使い分けは，どのようにするのが良いのですか．**

　激しい痛みには，基本的にモルヒネで，勝負する．激しい痛みには，他のオピオイドでは緩和できないことが多く，早めにモルヒネへのローテーションを考慮する．オピオイドの開始時には，オキシコドンは使いやすく，高齢者や腎クリアランスの低下した場合にも，使いやすい．腸閉塞リスクや腎不全の場合は，フェンタニルが適応となる．完全な腸閉塞で，激しい痛みの見られる場合は，モルヒネを持続皮下注で使うことができる．また，呼吸困難の緩和は，モルヒネしか効果が見られない．オピオイドには，量的上限なく，増量してよいとされるが，効果が無いのに増量してはいけない．激しい痛みは神経障害性疼痛のことがあるので，鎮痛補助薬を併用することで解決する．特に注意すべきオピオイドの副作用として，なんとなく落ち着かず寝たり起きたり，立ったり座ったりするアカシジア(着座不能)に気が付く必要がある．ピペリデンの併用でピタリと止まる．

　麻薬処方箋の不要な弱オピオイドとして，ブプレノルフィンは，μ受容体との結合が強く，持続時間も長く，便秘が少ない，眠気がつよい．腸閉塞リスクのある消化器がんの疼痛に，夜間就寝前に，注射や座薬で使用すると，夜間の鎮痛と睡眠が得られ，一日1回か2回の使用で鎮痛が図れる．使い始めは，極めて切れ味のよい鎮痛が図れるが，増量していっても，天井効果で，効果は増強されない．準夜帯に緊急入院したオピオイド未使用の消化器がんの緊急の鎮痛に最適である．

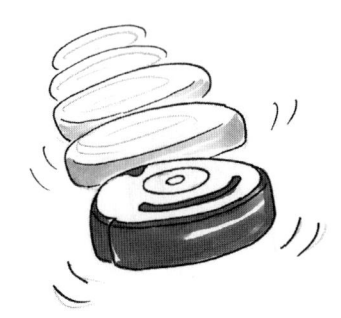

# 「激しい癌性疼痛の鎮痛は，モルヒネで勝負する」

　トラマドールは，極めて弱い μ 受容体への親和性で，効果も限られるが，便秘や嘔吐などの副作用が少ないのが利点で，高齢者に適する．高齢者に 25mg を朝夕程度で利用開始するが，それでも傾眠になってしまうことがあり，超高齢者では 25mg 就寝前で疼痛緩和可能な場合もある．高用量の必要な場合は，強オピオイドを使用する．

　コデインは，別にも述べたように，強力な鎮咳作用に有用性がある．癌性胸膜炎による激しい乾性咳嗽と続発する呼吸困難，胸痛などの症状に鎮咳による効果が極めて有用である．コデイン末や 10 倍散，錠剤は，麻薬処方箋が必要で不便なため，当院ではブロチン・コデイン液を利用することが多い．コデインは，200mg 程度まで増量でき ( 極量は 300mg )，200mg は体内でモルヒネ 20mg 程度に代謝され，嘔気や便秘に馴化するので，コデインを使っているとモルヒネへの移行が容易である．

# II　面白すぎる在宅ケア

# 27 入院すれば，良くなるという幻想を捨てよう．

**研修医**：大変です．日中入院したときは，礼儀正しくよろしくお願いしますと言っていた，肺炎の高齢男性患者が，夕方になって，突然，家へ帰ると言って，大声を上げて暴れています．食欲もなく，点滴もしているし，今から帰すに帰せません．

　高齢の患者が増加してくると，明らかに，入院に伴う合併症である症例が目についてくる．高齢の男性患者によく見られるのは，入院当初から，環境の変化に対応できず，入院せん妄と言われる状態に陥り，病棟で暴れたり，大声を出したりして，混乱してしまうことがある．外来や自宅では，ふつうに見えたのに，入院して，自宅と大きく異なる環境に置かれると，もともと，軽度の認知症があっても，自宅の一定の環境下では，顕在化してこなかった認知症の周辺症状が出現して，せん妄状態を招く．または，自宅の環境と大きる異なり，食事や，ベッド生活，トイレが遠いなど簡単な問題から高齢者は，大きな困難に遭遇し，対応できなくなって，パニックに陥る．

　大きな山場は，夜である．高齢者，特に高齢男性は，腎機能低下や前立腺肥大から，夜間頻尿である．自宅では通いなれたトイレに，夜間に目をつぶってもいけるが，慣れない病院では，トイレが遠い，寝ぼけで

はどこにあるかわからない．夜間頻尿であるとともに，過活動性膀胱のことがあり，尿意切迫しやすい．漏れそうになって，あわてて，トイレに走ろうとすると，トイレの途中で，転倒事故となる．看護師から尿瓶でしてくださいと言われても，長年の習慣で，立たないと排尿できないのが，男性ならではの悩みであり，肺や心臓病で入院すると，ベッド上安静を言い渡され，尿瓶でできないのならば，おむつにしなさいなどと，屈辱的なことを言われる．ベッド上安静を振り切って，漏れそうになりながら，ベッドから降りようとすると，転倒の危険から，安全第一主義の最近の病院では，良くてもセンサーを付けられ，転倒のリスクが高いと，完全抑制として，抑制帯で縛られることになる．こうなると，自由を尊ぶ高齢男性は，怒り，自由をわれらにと，大声でさけび，点滴も抜いてしまうので，抑制手袋がはめられて，体幹抑制ベルトをしめられ完全抑制状態のでき上がりとなる．

　大声で，自由にしてくれと叫び続けると，せん妄状態として，ハロペリドールの点滴が待っている．高齢者にハロペリドールを投与すると，かなり激しい興奮も，完全に鎮静される．朝まで，瞬きもしないほどに，鎮静下に置かれる．しかし，翌日，目が覚めればよいが，長時間作用性の神経遮断薬のために，清明に覚醒することはなく，ドンヨリとまどろんだままに，翌日日中を過ごすことになる．腰が抜けて，立ち上がることもできず，口は，空いたままで，舌根は沈下し，嚥下困難となる．咳嗽反射も抑制されると，痰を出すこともできず，嚥下性肺炎を併発することもまれではなく，足腰の力が抜け，これを続けていると廃用症候群から寝たきり化に進む．

　結局，ADL自立近くで元気だった高齢者は，入院をきっかけとして混乱し，せん妄となったら最後，寝たきり，廃用症候群になってしまう流れにある．せん妄や混乱を来さなかったとしても，ベッド上生活で，安静にしている1～2週間のうちに，すっかり，足腰が弱って，歩けなくなることは，ふつうである．

# 「早期発見,早期治療で,入院よりも安全楽勝な,在宅治療.」

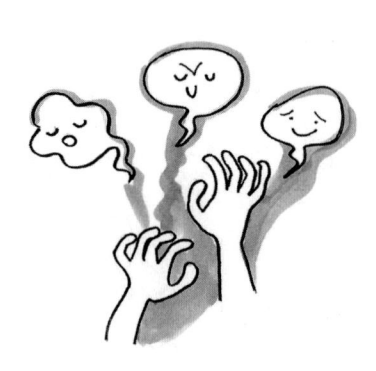

**研修医：入院の功罪などはあまり教わりませんでした…**

　ベッド上生活になっていくと,転倒のリスクが高まり,認知が進み,自宅へ自立して退院できる可能性が,少なくなっていく.高齢者における入院による認知症やADLの悪化のリスクは,極めて高いものがある.こうした,リスクに関して,医療者の認識が甘いだけでなく,一般市民においても,入院すれば,良くなるという思い込みが,根強い.こうした誤解から,外来や在宅で治療すれば,早く良くなった病状が,入院したせいで,取り返しのつかない結果になる例が,数知れない.

**研修医：なるべく外来診療や在宅診療で済ませるのがよいのでしょうか.**

　全身状態が悪くて,大量の酸素吸入や集中治療の必要な病状でなければ,なるべく外来で,点滴や抗生剤の注射や内服で済ませたい.内服で済まない場合や,通院に困難な病状や介護力の低い場合には,在宅ケアで,集中的に,点滴や注射をすることで,特に,早期の肺炎や尿路感染,早期の脱水症などは,在宅治療することが可能である.在宅ケアの中で早期に診断,治療することで,入院の機会を減らし,生活環境の中で,回復に向かわせることができる.我々の在宅部門では,在宅患者は,在宅で早期に問題解決をして,入院のリスクを減らすようにしている.

## 28 お爺さんは，病院がきらいだ．

**研修医**：日中，肺炎で入院した高齢の男性患者が，夕方になったら，わしはもう家に帰ると，点滴を抜いて，酸素も外して，ベッドから降りて，ふらつき，転倒してしまいました．看護師と，押しとどめようとしましたが，もう帰ると言って聞きません．どうしたらよいでしょうか．

　お爺さんは，病院が嫌いで，家が好きだ，というよりは，家に帰りたがる．エビデンスはどうだと言われても，困るが，よくある話として理解してほしい．お爺さんにとって家は，天下である．一人住まいの高齢男性であっても，自宅は，自由に好き放題にできる場所である．奥さんが世話を焼いている場合は，もっと天下である．

　一方で，病院や施設は，規則があって自由にはならない．起床や就寝時間が決められている．好きなタバコや晩酌もできない．若い看護師に，あれをしてはダメ，これをしてはいけないとうるさく指示される．おまけに，大部屋では，隣のベッドのジジイのオナラがくさかったり，イビキがうるさくて眠れない．ベッドは固くて，枕は，合わない．トイレは，遠くて，途中で漏れそうになる．一晩中眠れない．隣近所のベッドの患者も，どうも気に入らない奴らばかりだ．カーテンを閉め切って，お互い姿が見えないようにしていよう，ということになる．一刻も早く自宅に帰って，自由に生きたいと願う．

この点，高齢女性患者は，多くの場合正反対で，病棟に適応しもう少し，涼しくなるまで，あるいは暖かくなるまで，おいてくださいなどと言われる．家に帰ることは，今は，特に何もしていなくても，何か家事労働の重荷を背負うマイナスイメージや夫の世話を焼かねばならない義務感にさせられるのかもしれない．入院は上げ膳据え膳で，とっても気楽という心の内を聞くこともある．加えて，女性患者同士は，すぐに打ち解けて，仲良し友人になり，支え合うこともできる．爺さん同士，お友達にはなれないのと，好対照である．

**研修医：高齢患者には性差があるのですね．**

　お爺さんは，精神的には，良く言えば孤高の，正確には，孤立した扱いにくい生き物である．さらに，身体的には，脆く，急激に悪化しやすい，元気そうでも急変して回復不可能な状態になりやすい．四肢の筋力や心肺機能，精神機能も廃用症候群になりやすく，1週間もベッド安静をすると回復不可能に衰弱し，認知機能も低下する．早期に離床していかなければ，回復困難な状態になる．

　お爺さんは，おまけに気難しい．酸素マスクは，うっとおしくて外してしまう．NPPV（非侵襲的陽圧換気療法）のマスクも，途中で嫌になって外してしまうのも，お爺さんである．点滴も経鼻チューブもすぐ抜いてしまう．夜間頻尿で，寝たきりなのにトイレに立たないと出ない，立っても前立腺肥大で出ないという不条理に苛まれている．夜間も過活動膀胱で，漏れそうになって，トイレに歩こうとして，転倒し，抑制されると，さらに怒り心頭に発して，却って興奮し，せん妄を誘発するのも爺さんである．せん妄興奮に，強力な神経遮断剤を注射されると，再起不能なまでに，鎮静されてしまうことになる．

# Ⅱ 面白すぎる在宅ケア

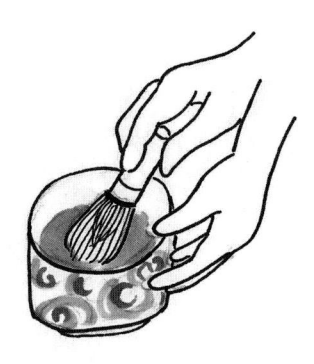

「お爺さんは，酸素マスクと経鼻チューブとバルンカテと座薬と抑制が嫌いで，自分の家と奥さんのご飯が一番大好きだ．」

**研修医：こうしたお爺さんたちが，続々と入院してくるのが，これからの高齢社会なのですね…**

　これまでの社会を支えてきた男性が，年老いて病を得て，入院したときに，環境の変化への戸惑いと，精神的変動，生理的変化に，適切に対応して，プライドと身体を傷つけずに回復を目指すのは，大変に困難な仕事である．こうした老いと病を得た高齢男性患者に待っているのが，抑制と鎮静となっては，悲劇である．外来と在宅で治療できるものは，するとしても，入院治療でも，お爺さんという不器用で繊細な生き物の特性を理解して，安心して治療できる環境にする必要がある．このためには，お爺さんの気持ちになって，医療の介入を個々の患者の気持ちに合わせて，無理な治療方法をしない心遣いが必要である．

ナラティブ・メディスンとエスノグラフィー

## 29 介護家族を質的に評価するとは

**研修医**：往診に付いて行ってみると，家族や家庭に，あまりに差や違いがあって，訳が分かりません．大家族の邸宅から，単身独居のアパートまで，いろいろな生活形態があることはわかりましたが，何をどう評価していったらよいのか…

　在宅ケアをして，家庭を訪問していると，家族の数や家の大きさなどの量的な評価で確認できるほど，家族や家庭が単純な構造でないことでないことは，すぐにわかる．たとえば，地域の環境，家がどのような地域社会にあるかということは，家族の形態とも密接に絡んでくる問題である．都市，農村，漁村，山村の違いは，地域社会の質と大きく関係する．都市であっても，住宅地，商業地，下町，などの地域社会の違い，地方では，地主，小作の由来から，家庭状況が影響される面もある．地域社会との関係性も，地域社会と連帯している場合，孤立，対立などの関係性の違いがある．

　住宅環境状態が，狭小，広大などの量的な問題だけでなく，上り口の階段の数やマンションではエレベータの有無などが，要介護の患者・家族の生活圏を規定する．

環境因子は，このような地域社会や住居というマクロの問題だけではなく，更に，往診訪問で踏み込んでいく患者の病室というミクロな所にも存在する．患者の療養する部屋の温度・湿度・日当たり・風通し・暖房冷房，トイレ・食卓，調理，冷蔵庫の状態まで，患者には，影響する環境因子であり，更に，患者の趣味やたばこ飲酒などの嗜好，食物の塩分，糖質なども病状に影響を与える環境因子を観察する必要がある．訪問すると糖尿病患者が飴を舐めていたり，心不全や腎不全の患者が，塩こうじを多用したりを発見することもある．ショックなのは服薬コンプライアンスが，往診で，すべてわかってしまうことで，何か月間も過去に処方した大量に残っている処方薬を発見して，ガッカリしたり，妙に納得したりする．

　また，患者の信仰，宗教的背景，生きがい，趣味嗜好や家業・職業を訪問により新たに知る機会を持つことで，患者をより，深く知ることができる．さらに重要なのは，患者と家族がどのような人間関係のなかで，どのように生活しているのかを直接体験的に知ることである．

## 研修医：では，家族関係は，どのように評価されるのですか？

　単純な割り切りをすると，例えば，家父長的家族関係や従属的関係，協力的な家族関係か，非協力的か，バラバラか一体的か，家族関係の在り方が，何度か訪問していくうちに明らかになっていく．このような家族関係の記述と分析方法は，古くから，いろいろな理論と方法の流儀があるが，我々のところでは，解りやすいオルソンモデル（FACESKG Ⅳ）を利用している．いずれの方法であろうと，外来や病棟で家族関係を確認するよりも，在宅訪問のほうがはるかに真実に迫れる．

**研修医：いわゆるナラティブ・メディスンと言われるものでしょうか？**

　このように家族関係を評価したとしても，家族や家庭には，まだ本質に迫りきれない部分がある．患者や家族の歴史的背景は，その一つである．一族先祖代々の歴史の文脈の中に，現在の患者と家族が存在する場合もあれば，家族の歴史，患者本人の歴史があって，現在があるという場合もある．いわゆる，ナラティブ・メディスンとして，患者本人や家族によって語られるヒストリーが，現在の生活を物語り，支えている場合もある．

　古くからの農家で，先祖代々その地に住んでいるある患者は，癌末期となっても，当主として，家を空けるわけにはいかないと，先祖の位牌の眠る仏壇のある仏間で，最期の日々を過ごしていた．先祖代々の歴史の中の一駒としての自己を受け止めているためか，癌末期で最期を迎えることを受け止めておられ，いわゆるスピリチュアルペインを感じさせることはなかった．

　また，最近は，少なくなったが高齢者の苛烈な戦争体験が，患者の終末期の受け止めを揺るぎないものにしている事が多い．若くして戦場に駆り出され，何度も九死に一生を得て，戦友は，皆，戦死してしまったが，自分だけが生き残り，戦後復興の人生を歩むことができたことに，感謝され，戦地で死んでいてもおかしくなかったと言われる．ノモンハン事件の生き残り，インパール作戦の生存者，東京大空襲で孤児になり戦後を生き延びた方．歴史の生き証人たちの物語を聞く機会に恵まれた．戦後の人生は，オマケだったので，ここまで生きたことで十分だと，末期の床で語った多くの元帰還兵たちを，看取らせていただいた．いずれにも，一族や個人の歴史には，外来ではわからない，数奇で，波乱に富んだ歴史物語があり，反復，傾聴に値した．ナラティブ・メディスンを通じて，患者，家族の物語を傾聴して，病と人生をどのように受け止めているのかということを，理解し，解釈する作業が終末期ケアには要求される．

　家族や家庭には，ナラティブな文脈からだけでも，説明できない更に，深い階層の要因がある．

## 研修医：もっとあるのですか！

　地域社会や家族，家庭に通奏低音のように響いて，生と死の受け止め方を形成しているものは，広く言えば，文化に他ならない．古くからの地域社会に住む者には，地域文化，村の文化が，個人の死生観に強い影響を与えている．療養中は，地域社会のケアとサポートがあり，患者の逝去後は，親類縁者や菩提寺を中心とした儀式や弔いの文化が，支配する．しかし，都市社会では，地域文化のルーツのない家庭がほとんどであり，個々の家族・家庭の文化が，病気の受け止め方やケアの性質を決定している．

　死生観というべき文化のない家族においては，死ぬかもしれないという厳然たる事実の前に恐れおののいて，ひたすら逃避したりやパニックになるために，患者が落ち着いて療養できなかったり，療養場所が定まらなかったりする．ある癌末期患者のマンションでは，家族は，1人1人の個室に籠っていて，夫である患者は，自室のベッドで，身動きできないほど弱っていた．毎日仕事で忙しい妻は，数日見ない間に憔悴した患者に驚き，癌末期で危険な状態と説明すると，パニックに陥った．死につつある患者が在宅にいることは，あり得ないことで，家族は，家人が「死ぬこと」への想像力が全く見られなかった．

　地域や家庭の文化は，病気の受け止め方，死の受け止めという死生観に，決定的な影響を与えている．在宅ケアで，我々は，初めてそれを理解することができたように思われる．

「ナラティブに，歴史と人生を理解する．エスノグフィーは，地域や家庭という小宇宙で，人はどのように生きて死んでいくのかを理解する．」

**研修医：そのような文化の問題を学ぶ方法はあるのですか？**

　このような文化の問題は，文化人類学という領域で扱っており，我々は，全くの門外漢ではあるが，エスノグラフィーという方法があることを知っている．地域社会と，患者家族の文化の構造を解き明かし，理解する．個別の家族家庭を理解するのは，マイクロ・エスノグラフィーとも言われ「他者の生活世界がどのようなものか，他者がどのように意味世界に生きているかを描くこと」(箕浦)は，我々が，在宅訪問で，出会う文化の理解そのもののように思われる．それは，「玄関開けたら，異文化ワールド」と従来感じていた，家族・家庭によって千差万別の「家庭の文化」の在り様を理解することであると考えている．在宅ケアは，文化の深みに迫ることができる，面白さがある．

【参考】
波平恵美子：日本人の死のかたち　朝日新聞社　2004年．
小田　博志：エスノグラフィー入門＜現場を質的研究する＞　春秋社　2010年．
箕浦　康子：フィールドワークの技法と実際
　　　　　　　　　　―マイクロ・エスノグラフィー入門　ミネルヴァ書房　1999年．

## 30 介護力とはなにか

**研修医：**脳梗塞で入院して，寝たきり状態になった患者さんが，在宅に帰るのですが，ケースワーカーの方が，介護力が十分でないので，介護保険を活用しなければ，在宅には，返せないと言っています．介護力とは何ですか．

　介護力とは，一般的には，あいまいなまま，広く使われている．在宅ケアの場における介護力とは，「患者を在宅で支える要因ベクトルの和」と定義した．（**図1**）在宅で介護する場合の介護を支える力は，色々な要因の力が合わさっている．また，別の観点からみると地域社会を基盤とする介護力を「地域介護力」と家族を基盤とする「家族介護力」に分けることができる．（**図2**）近年，家族の力が脆弱化し，介護保険を中心とする地域社会の介護力の部分が多くを占めている．

**研修医：先生の在宅介護スコアの意義を教えてください．**

　家族介護力の定量化を目指したのが，在宅介護スコア（**Home Care Score 別表**）であり，10点以下では，家族介護力が不足するので，介護保険などの地域社会の介護力を活用しないと，在宅ケアは，困難で安定しない．在宅介護スコアの評価項目には，在宅ケアを想定した場合に介護負担となる患者の状態，家族の気力能力，社会経済的背景が取り入れられている．

在宅介護スコアで評価した家族介護力が低い場合には，家族介護力へのなんらかの介入が必要である．患者のADLが低くて，生活に多くの介護が必要な場合には，リハビリテーションによりADLを改善させて，例えば，食事を自力で取れるようになったり，医療処置が減るようになれば，在宅が可能になる場合がある．また，介護指導や介護の練習により，家族が自信を持つようにできれば，意欲が湧いて，在宅移行が円滑になる可能性がある．こうした介入が介護力を強化して，在宅介護スコアを高めることができる．

　介護力は，家族だけの問題ではなく，地域社会の問題でもあることは，先に述べた．地域社会の問題は，多くは，介護保険で供給される各種サービスの問題となってはいるが，それだけではない．地域と家族よっては，近所の親類縁者，友人，知人が有力な介護力となることもある．直接の身体的ケアは，無理でも，食事の世話や緊急対応を買って出てくれることもある．近所の友人知人の最も重要な支援は，孤独な戦いを強いられる患者へのお見舞いという精神的なサポートであり，見守りという安全確認である．安全確認ができるだけで，最近増加の著しい在宅独居患者や老々介護世帯にとっては，大きな力となる．こうした，非公式社会的支援は，評価が困難であるが，孤立した患者・家族では在宅ケアが簡単ではないことは，確かである．また，市町村により，在宅ケア支援の政策があり，手当のような経済的支援から，制度上の支援策まで多様である．

　このように介護力は，患者の必要とする要介護度，患者を支える家族・家庭の状況，さらに家族を支える地域社会という多層な構造がある．構造的に患者を支えることが介護力ということができる．

# 「介護力とは，患者・家族・地域社会の構造.」

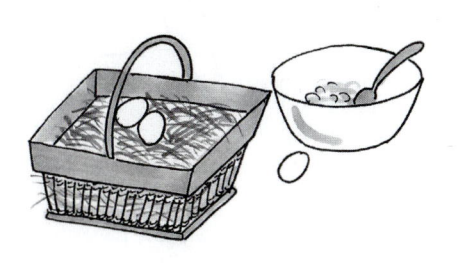

図1

## 介護力とは何か

介護力とは，患者を在宅で支える要因のベクトルの和

- 患者意欲
- 訪問看護
- 介護力
- 介護者体力
- 家族の協力
- 介護負担
- 親友，友人の協力
- 医療処置

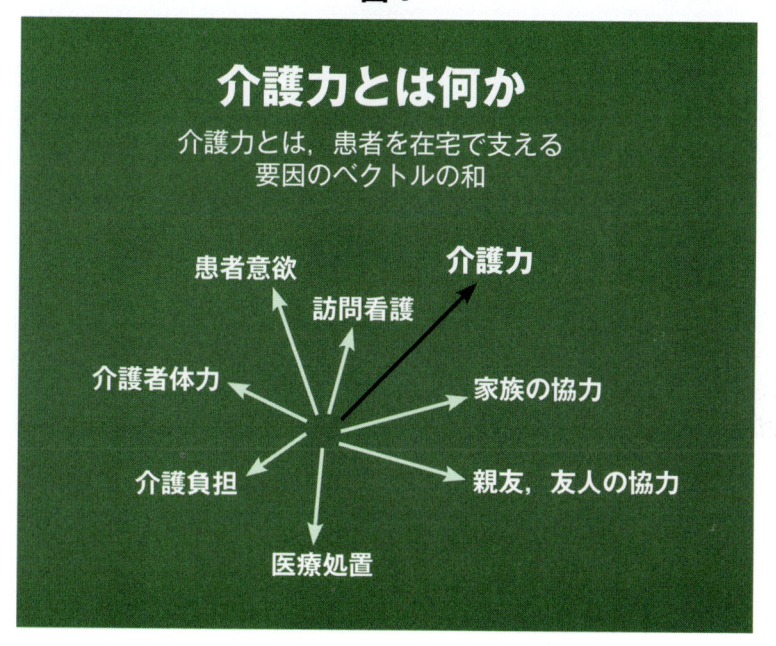

## 図2　在宅ケアにおける「介護力」概念と特徴

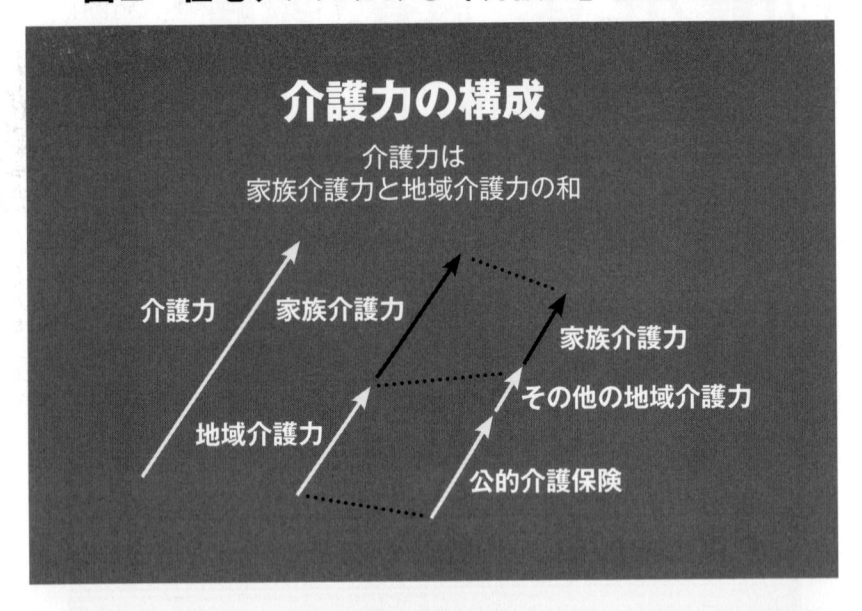

### 介護力の構成

介護力は
家族介護力と地域介護力の和

介護力　　家族介護力

家族介護力

その他の地域介護力

地域介護力

公的介護保険

### 在宅ケアにおける「介護力」概念と特徴

- 介護力とは，患者を在宅で支える要因のベクトルの和．
- 家族介護力とは，介護力のうち，家族を基盤とする部分．
- 地域介護力とは，介護力のうち，地域社会を基盤とする部分．

## Ⅱ 面白すぎる在宅ケア

### 別表　家族介護力を評価する

## 在宅介護スコア Ver1.6

| 分類 | No | 項目 | | | | | | |
|---|---|---|---|---|---|---|---|---|
| 家族機能 | 1 | 介護者は | 病弱 | 0 | | | 健康 | 1 |
| 家族機能 | 2 | 介護者の専念 | 不可能 | 0 | | | 可能 | 1 |
| 家族機能 | 3 | 介護を代われる者は | いない | 0 | | | いる | 1 |
| 経済環境 | 4 | 公的年金以外の収入 | なし | 0 | | | あり | 1 |
| 住宅環境 | 5 | 患者の病室 | なし | 0 | | | あり | 1 |
| 住宅環境 | 6 | 住宅 | 借家 | 0 | | | 自宅 | 1 |
| 病状 | 7 | 食事 | 介助 | 0 | | | 自立 | 1 |
| 病状 | 8 | 排便 | 介助 | 0 | | | 自立 | 1 |
| 病状 | 9 | 着衣 | 介助 | 0 | | | 自立 | 1 |
| 病状 | 10 | 屋内移動 | 介助 | 0 | | | 自立 | 1 |
| 病状 | 11 | 入浴 | 介助 | 0 | | | 自立 | 1 |
| 病状 | 12 | 意思疎通障害 | あり | 0 | | | なし | 1 |
| 病状 | 13 | 異常行動 | あり | 0 | | | なし | 2 |
| 病状 | 14 | 医療処置 | あり | 0 | | | なし | 1 |
| 家族機能 | 15 | 介護者の介護意欲 | 不良 | 0 | 普通 | 2 | 良好 | 4 |
| 家族機能 | 16 | 患者の闘病意欲 | 不良 | 0 | 普通 | 1 | 良好 | 2 |
| | | 在宅介護スコア | 合計 | | ( | ) | | |

宮森・岡島：在宅介護スコアの開発
日本プライマリ・ケア学会誌 Vol15, No, 1992, p.58-64.

**（在宅介護スコア 10 点以下では，在宅ケアに十分な介護保険の活用が必要．）**

http://www.city.kawasaki.jp/33/cmsfiles/contents/0000037/37855/ida/iryou/kaigoscore.html

## 31 介護不全とはなにか

**研修医**：先日，在宅ケアへ移行した老々介護の寝たきり患者が，あっという間に，褥瘡ができて，黒ずんだ壊死になってしまいました．あれだけ，介護の夫には，介護方法を説明したのに，もう，在宅は，無理ですね．

　在宅ケアを，介護力が不足しているのに無理に開始した時や，経過中に，介護力が低下してきた場合に，どのようなことが起きるか．介護力が十分に構成されていないのに，在宅ケアを開始すると，患者は，適切な介護を受けられずに，病状の悪化を来す．基本的な食事，排せつ，清潔，などの身体介護が十分に行われないと，栄養状態の悪化，水分栄養の不足に陥り，嚥下障害から肺炎や脱水となり，排せつの援助が行われないと陰部の不衛生から，尿路感染や便秘などを起こす．また，身体介護が十分でなく，寝たきりのままにされると，褥瘡や関節拘縮などの病態が発生する．介護の不足は，病状の悪化に直結する．

　一方，介護者も，介護力が不足した状態で介護を背負うことは，身体的，精神的に大きな負担となる．肉体的な力を必要とするだけでなく，一日中，なんらかの介護に追われる．三度の食事，排せつ，清潔保持，場合によっては，褥瘡予防のために頻回の体位変換を必要としたり，褥瘡の処置を要求される．夜間も，排せつ介助に眠れぬ時間を過ごすことがあるだけでなく，昼夜逆転した患者では，夜間のせん妄にも，付き合わされる．介護は，24時間の重労働である．こうした状況がいつ終わるともなく続

いていくと，介護者は，精神的にもストレスを抱え，不眠，焦燥感，うつ状態へと追い詰められていく．終わりのない介護が，続いていくと，自分は，なんでこんな事を永遠に続けていかねばならないのかといったスピリチュアルな苦痛をも感じていくこととなる．

　介護は，育児と違って，良くならない，成長がない，介護者にとって希望の持てないことである．しかも，たいていの場合，病状は，悪化の経過をとり，より多くの介護を必要とする状態となる．褥瘡を例にとれば，褥瘡の処置が十分でないと，創は，悪化し，より多くの褥瘡処置が必要とされ，さらに多くの処置が必要となる．ひどくなれば，一日1回で済んでいた処置は，2回必要となり，頻回の処置が十分にできないと，さらに褥瘡は悪化する．褥瘡と，介護力不足は，悪循環のサイクルにある．さらに，褥瘡に介護の力が割かれると，他の介護が不十分になりやすく，栄養障害や脱水など，全身状態の悪化を来しやすい．場合によっては，肺炎や尿路感染，栄養障害や脱水などで，病状が悪化し，入院する病状になったり，ひどい場合には死の危険に遭遇することになる．(**図3**)

**研修医：介護力の不足による病態をどうとらえたらいいのでしょう．**

　このような，介護力の不足による病態を我々は「介護不全」(care failure)と呼んでいる．介護不全とは，介護力不足によって引き起こされた病態で，患者の病状は，介護力不足による悪循環の関係にあり，褥瘡，脱水，栄養障害，肺炎などが同時多発的に病状悪化し，また同時に，介護者は，身体的精神的に疲弊している状態ということができる．(**図4**) 介護不全とは，介護力の病態とも言うべきで，患者は，医療的な治療が必要であり，介護者は，心が折れている．必要なのは，褥瘡の治療薬だけでなく，介護力の強力な投入である．巨大な褥瘡や放置虐待のような在宅ケア患者は，病状を入院治療して，再度退院としても，介護力を強化しない限りは，また，同じ病状に悪化することとなる．介護不全に必要なのは，介護力であることを知る必要がある．

# 「介護力には,介護不全という構造と病態がある.」

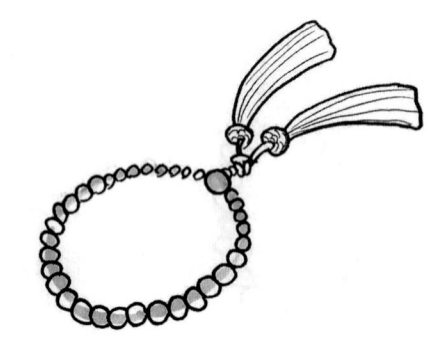

　在宅ケアにおいて,介護力を強化してケアプランを作成するケアマネージャーの役割は,重要である.介護力の評価を誤れば,患者も介護者も病状悪化し,患者には,命の危険も出現することとなる.

## 図3

### 説明モデル
### 在宅ケアにおける「介護不全」

- 概念「在宅ケアの介護力不足による患者・介護家族の病態.
- 病態は，身体的，精神的，社会経済的，家庭的，スピリチュアルな面に問題が生ずる.
- 介護力不足によって生じた病態は，経過とともに，悪循環を来たし，ますます悪化.
- 病態の改善には，介護力の強化が不可欠.

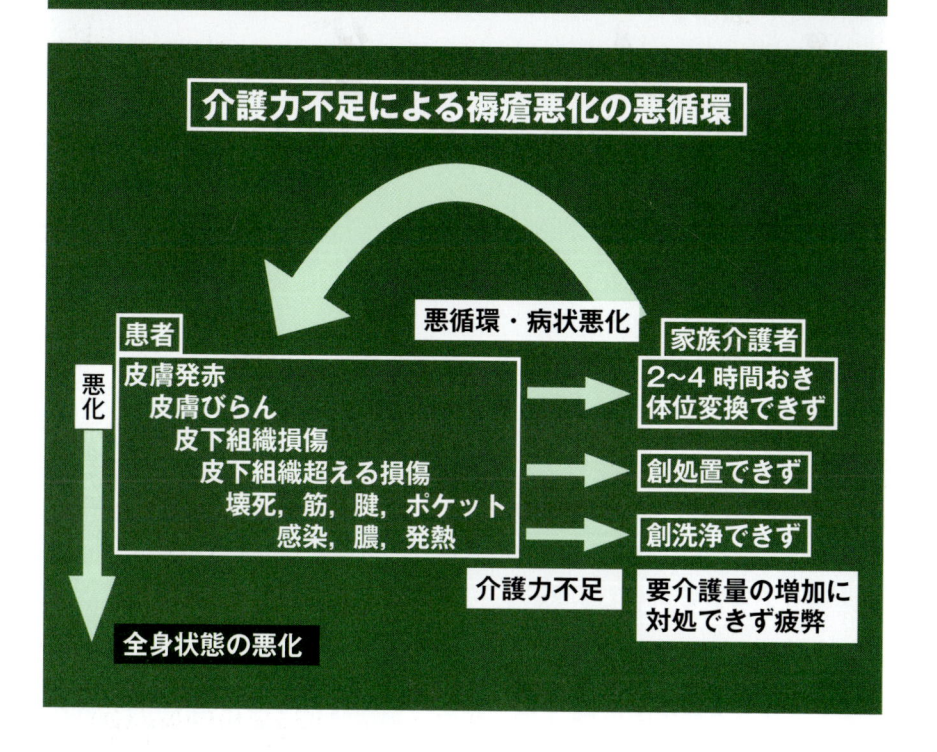

### 介護力不足による褥瘡悪化の悪循環

悪循環・病状悪化

**患者**
悪化
- 皮膚発赤
- 皮膚びらん
- 皮下組織損傷
- 皮下組織超える損傷
- 壊死，筋，腱，ポケット
- 感染，膿，発熱

→ 全身状態の悪化

**家族介護者**
- 2〜4時間おき体位変換できず
- 創処置できず
- 創洗浄できず

介護力不足 → 要介護量の増加に対処できず疲弊

**図4**

## 在宅ケアにおける「介護不全」概念と特徴

- 概念「在宅ケアの介護力不足による患者・介護家族の病態．」
- 「介護不全」の発生で，より多くの介護力を必要とする．
- 介護力不足で，より病態が悪化する悪循環を来たす．
- 「介護不全」の進行で，多方面の病状悪化，介護家族の疲弊による心身の障害を来たす．
- 「介護不全」の予防に，介護力が必要．
- 「介護不全」の治療には，患者の身体的治療だけでなく，家族の心身のケアと充分な介護力の投入が必要．

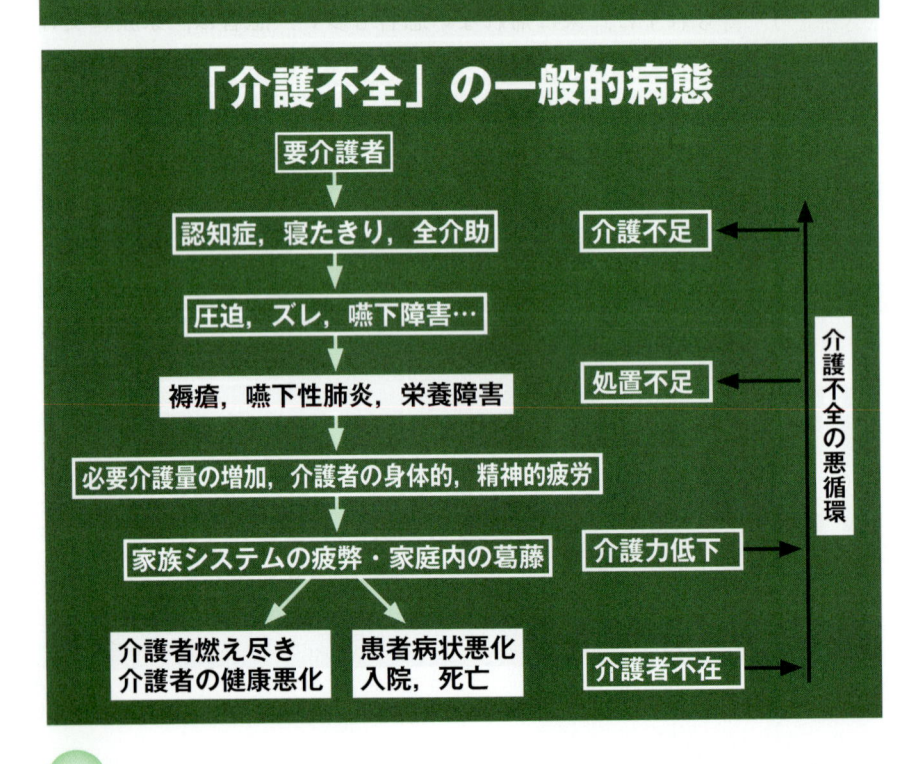

### 「介護不全」の一般的病態

要介護者
↓
認知症，寝たきり，全介助 ← 介護不足
↓
圧迫，ズレ，嚥下障害…
↓
褥瘡，嚥下性肺炎，栄養障害 ← 処置不足
↓
必要介護量の増加，介護者の身体的，精神的疲労
↓
家族システムの疲弊・家庭内の葛藤 ← 介護力低下
↓
介護者燃え尽き　介護者の健康悪化／患者病状悪化　入院，死亡 ← 介護者不在

（介護不全の悪循環）

# 32 患者の家族を量的に評価するとは

**研修医：患者を在宅ケアに移行するために，患者の家庭や家族というものをどのように見立てて，評価していけばよいのでしょうか．家族と言っても，多様すぎてよくわかりません．**

　緩和ケアでも，在宅ケアでも，家族は，患者のケアにとって，大きな存在である．家族の協力で患者は，安心して在宅で過ごせることもあれば，家族協力が得られずに，家に帰れない患者も多い．患者は，家族に受け入れてもらえるのかどうか，家族は，病を得て介護の必要な患者を家族の中に再び受け入れることができるのか．それは，事前に予測できることなのかどうなのか．家族のいない単身独居者にとっては，家そのものとなるのか．家族と家庭の評価とはどの様に見立てればよいのか．じっくり考えてみる必要がある．

　患者・家族・家庭を在宅ケアの視点から評価するとはどのようなことか．患者の要介護やADLの質と量，それに対処できる家族の質量，それに周囲の環境と大きく分けることができる．

　在宅ケアの視点から，量的に患者・家族・家庭を評価するとは，どのようなことか．要約すれば，

　1．患者の衣食住から環境因子を評価する．患者の環境因子は，端的に，患者の療養に適した病室や場所が確保されているかどうか，衣食住が適切に提供されるかどうか，基本的な条件である．患者のベッドを置く場所が確保されていること，トイレまでの安全な経路や介助は，どのよう

にされるのか．療養環境では，例えば，今時，クーラーのない病室は，室内熱中症が必発となり，在宅は不適である．食事は，嚥下可能な食事が毎日適切に提供されなければ生きていけない．調理は，誰がするのか，食材は，どう調達するのか，食事の介助は，だれがどのようにするのか．栄養の管理は？などの多くの問題を解決する．寝たきりならば，エアマットの確保や清潔なリネンや衣類の交換も確実にされなければならない．生活支援として，ケアマネージャーに依存する部分と自己責任でしなければならない部分が出て来る．

　2．患者の病状は，客観的な指標により，量的に評価できる．たとえば，ADLやPS，その他の病状の客観的指標で十分に評価できる．患者の病状は重いほど，家族の介護負担が高まる．どこまで，家族が看護できるのかという家族介護力の許容量が問題となり，医療看護による介護看護指導やサポートの量と質が問われる．しかし，独居や老々介護，認認介護の場合には，投薬や注射，点滴，酸素などなどの医療依存度の高い部分や，経管栄養や尿道バルン管理などの看護依存度の高い部分を本人・家族に依頼できない場合には，往診と訪問看護で，費用的にもキャパとしても供給能力がどこまで対応できるかが，重要である．不安の強いケアマネと根性のない在宅主治医では，重症や終末期の在宅ケアは，難しい．

　3．患者・家族・家庭の機能を量的および質的に評価するとは，簡単な問題ではない．家族機能を量的に評価するとは，単身，夫婦世帯，同居家族数などの家族の量の問題とともに，老々介護，認認介護などの形態的問題と，介護意欲，時間的余裕，体力，経済力，資産などの量的問題でもある．単身，老々，認認介護とは，困難事例の象徴とされるが，統計的にも，高齢者世帯のうち独居者と夫婦世帯は，既に半数を超えている．現場の問題としても，脱水や肺炎，栄養障害，転倒などで緊急入院する高齢独居や老々世帯は，最近激増しており，特殊なケースとは言えない．独居，老々では，入院して要介護度，要医療，要看護度が高まると，入院が長期化するとともに，退院困難となる．医事課から早期退院を催促されても，家には，帰せない，施設も足りない，引き取らないで，

**図5**

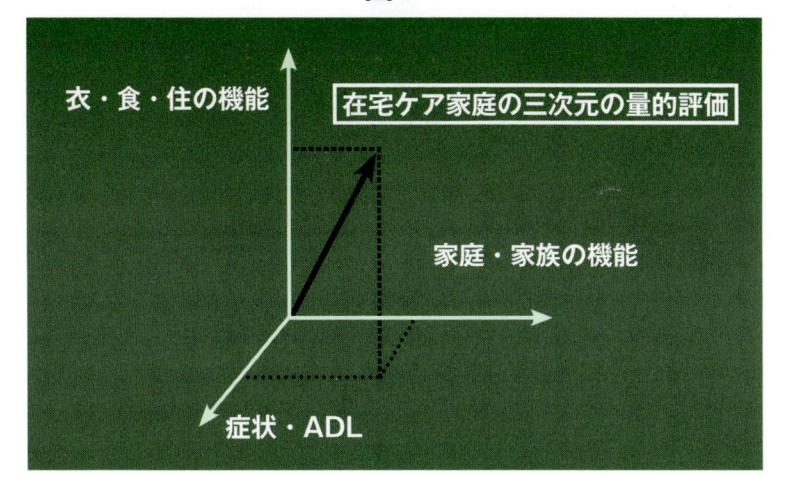

図5：在宅ケア家庭の三次元の量的評価（衣・食・住の機能／家庭・家族の機能／症状・ADL）

病院に行き場のない高齢者が滞留し，主治医が板挟みになるという状況になっているのはご存じのとおりである．

　以上を概念化すると，在宅ケアを行う家庭の量的評価は，衣食住の機能，家庭・家族の機能，さらに，ある病状やADLを介護している能力の3つの量的な方向の違うベクトルとして評価できると考えられる．（**図5**）

　しかし，在宅ケアを支える家族機能は，簡単に量だけでは決まらない．裕福な家庭で，家族も多いのに，在宅ケアの導入も維持も困難な家庭がある一方で，貧しい家庭でも何とか在宅を支えることは可能であり，経済的には厳しい独居患者でも，満足度の高い在宅ケアは可能で，この辺が，在宅ケアの単純ではない面白いところである．

　在宅ケアの可能性を評価する方法としては，例えば当院で開発した在宅介護スコアによる介護力の量的評価の方法があるが，患者・家族・家庭の質の評価は，介護意欲の評価という形で，定量化しており，その内容については，詮索できない．少なくとも，介護力として，定量化する方法はあることは，知っていただきたい．

「在宅ケアは，家族・家庭・ケアマネと主治医のキャパに依存する．」

# 33 在宅ケアの限界家族

**研修医**：今度在宅へ退院する患者の家族は，3人家族なので，介護力はあるようなのですが，一番しっかりしているのが患者で，他の家族は，他人事のようで，なんだか心配です．

　主婦である患者は，癌末期であるが，頭は明晰で，家計や家事全般を仕切って来た．ただし体が弱って，移動が困難となっている．夫は，体は元気だが，認知症ぎみで，何も決めることはできない．心を病んだ娘とは，心が通じない．今までは，しっかり者の妻を中心に3人で何とかしてきたが，妻が癌を患ってからは，その指令のもと，辛うじて家庭を運営していた．在宅介護スコアで，5〜6点という状態で，介護保険の活用で，やっと在宅ケアが可能となっていた．しかし，病状が進んで，司令塔としての患者が，家庭内での判断，決定，指示もできなくなると，在宅介護は困難となっていった．さらに追い打ちをかけるように，認知症の夫が急死し，患者の手足となって動いていた人手が無くなり，在宅ケアは，完全に崩壊した．

**研修医：在宅ケアの限界家族とは？**

　在宅ケアのための介護力がギリギリに低く，介護保険などを活用して，やっと在宅移行を果たした例では，家族の異変や意欲低下，介護力の低下に伴って，在宅ケアが崩壊する．このように限界的に在宅可能となった家族を我々は「在宅ケアの限界家族」と呼んでいる．（**図6**）

　在宅ケアの限界家族では，もともと，家族メンバー，家庭生活に問題を抱えており，在宅ケアを行わなくとも少なからず問題があったが，家族の努力で辛うじて家庭生活が成立していた．在宅ケアの導入により，要介護の患者が家庭内にいることにより，家庭生活全般に，危機状態になりやすくなっている．上にあげた例のようでなくとも，最近は，高齢老人世帯の老老介護，認知症患者を認知症患者が介護する認認介護などの家族においては，辛うじて在宅ケアが可能となったものが，介護者の故障で，困難となる例が続出している．さらに，独居単身患者の在宅ケアは，もとより限界家族であり，少しの病状変化で，在宅ケアが困難となる．（**図7**）

**研修医：そのような場合はどのような対策が可能なのですか？**

　在宅ケアの限界家族との認識した場合は，ケアマネジメントにより介護力の強化を図るとともに，注意深い観察により，介護不全の発生に注意し，早期の対策をとっていく必要がある．褥瘡，栄養障害，脱水，肺炎，などの早期発見と対策を行い，介護者の身体的精神的ケアに心を砕く必要がある．こうした注意を払わないで，在宅移行しても，短期間に患者の病状が悪化して，直ちに再入院という事態に陥る．事前に限界家族と評価しておくことが重要である．

# 「在宅ケア限界家族では，介護不全の発生に注意」

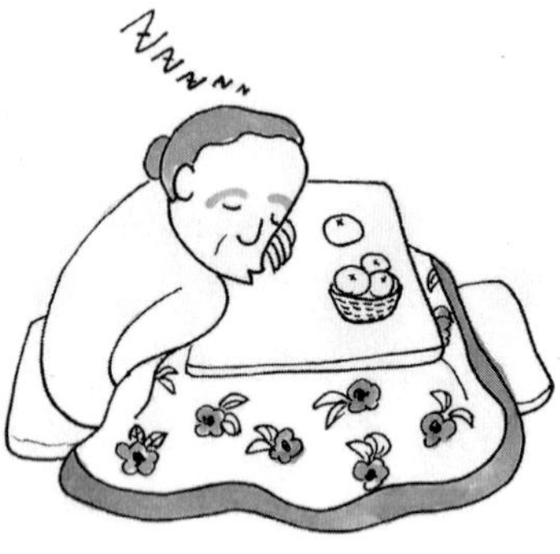

**図6**

## 仮説　在宅ケアにおける限界家族

- 介護家族に成立に必要な要件（介護者・住居・生計など）を限界的に満たすが，
- 病状・環境・介護など諸条件の悪化により，
- 家族としての社会生活の維持が困難となり，
- 崩壊する可能性のある家族．

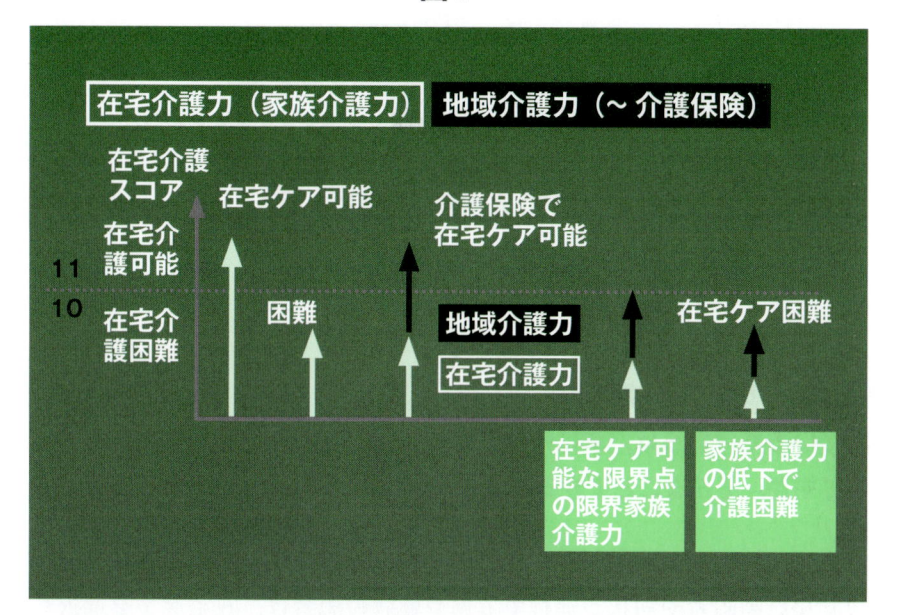

## 図7

在宅介護力（家族介護力） ／ 地域介護力（〜 介護保険）

- 在宅介護スコア
- 在宅介護可能
- 在宅ケア可能
- 介護保険で在宅ケア可能
- 11
- 10
- 在宅介護困難
- 困難
- 地域介護力
- 在宅介護力
- 在宅ケア困難
- 在宅ケア可能な限界点の限界家族介護力
- 家族介護力の低下で介護困難

## 在宅ケアの限界家族の崩壊過程

- 要介護者の身体的・精神的状態が悪化し、より多くの介護力が必要となった．
- 介護家族は最大限度の介護力を提供しているので、これ以上の提供は困難．
- 介護保険の利用は最大限で、増強は困難．
- 介護家族の健康悪化、疲労、意欲低下、経済的困窮などにより、家族介護力が低下し在宅ケアを支えられなくなる．
- 介護不全の悪循環に陥り、在宅ケアが破綻．

# 34 在宅で最期を見送る構え

**研修医**：高齢の癌末期の患者さんが，入院していても，治ることもなく，寝ているだけならば，家に帰って過ごしたいと言っています．一人暮らしですが，そんなことできるのですか．

　全国的に病院の病床が減少し，在院日数の短縮化が進められると，回復しない高齢者や病状が進行する癌や難病の患者は，在宅ケアを選択せざるを得ない．終末期や酸素や点滴の必要な医療依存度の高い場合は，介護施設では，受け入れられない．療養型病院は，数が多くないだけでなく，自己負担が高く，裕福な患者しか入院できない．もとより，急性期病院では，文字通り急性の病状のみ対象で，慢性に進行性の病態や終末期には，対応してもらえず，早期退院を迫られる．

**研修医**：一般市民にとっては，致し方ない選択肢として，在宅ケアが想起されてきたように思われますが….

　しかし，必ずしも在宅ケアが，不十分な医療，看護，介護であるとは，思われないし，家族はともかく，患者のQOLは，施設や病院よりも，はるかに高い．在宅における医療，看護は，病院に比べても，複雑な機材を用いる集中的な入院医療や手術以外のことは，できないことは，何もないと，さえ考えている．

独居患者の介護も，ケアマネジャーの力量にもよるが，巡回型や24時間オンコールなど緻密な訪問介護を，組み合わせることで可能となる．さらに，医療看護処置に関しては，24時間対応の訪問看護とやはり24時間対応の往診医師をセットにすれば，終末期や医療依存度の高い患者の在宅導入は可能である．制度的には，こうした，セットで，在宅緩和ケアも在宅看取りも可能なはずであるが，現実的には，そう簡単にはいかない．

**研修医：家族が家族を看取るということができるために，医療者は何が求められるのでしょうか．**

　家族が家族を在宅で看取るということは，家族のスピリチュアルペイン・家族を失う痛みを，家族だけで，場合によっては，一人で耐えて見守らなければならないということだ．夫婦がその配偶者を，親を子供が，または，子供を親が，目の前で亡くなっていくことを，静かに看取るということは，簡単ではない．少しの変化で，耐えきれずに，救急車を呼んだり，往診医を繰り返し，呼び続ける．介護家族が，肉親の死を，受け入れるまで，医療者は，繰り返し，何度も，夜昼区別なく，呼ばれながら診療を続けるだけの覚悟がいる．

　24時間対応の看護ステーションも，電話では対応しても，現実，訪問体制が整っている所は，多くない．24時間対応を謳う在宅支援診療所も，玉石混交で，夜間休日の往診は特別高額な車馬賃（タクシー代）を請求して，その抑制を図る所や，最初から月2回しか訪問しないと言いきる所もあるようである．当然，患者の希望にこたえて，24時間体制で対応している真摯な先生も存じ上げているが，お疲れが出ていて，心配である．

　患者の症状緩和についても，癌末期や終末期患者では，多彩な症状と，対策があり，それなりの知識と経験が必要である．緩和医療学会のPEACEプログラムなどの普及もあって，特に，オピオイドの使用は，導入は，容易となり，多くの臨床医が使用するようになったが，その先，

# 「在宅看取りは，一人の人間存在を送る，覚悟と構えが必要である.」

　さらに病状の進んだ場合の薬剤の使用は，経験を積んで，使い勝手を確認していくしかない．緩和ケアは，地域医療なので，地域で，緩和ケアが完結していかなければならない．終末期になって，遠くの緩和ケア病棟に入院するのは，患者にとって本意ではないであろう．

　在宅緩和ケアや在宅終末期ケアは，地域医療として，在宅のまま，あらゆる問題解決を図らなければならない．オピオイドは，ややハードルが高いとしても，脱水への輸液や，肺炎，尿路感染などのコモンな感染症などは，早期診断，早期治療により，在宅のまま，治療することができる．熱が出たくらいで，病院に入院依頼していては，在宅ケアなど安定してできない．輸液についても，IVHは，在宅でも，介護家族を指導して行うことができる．非延命的な在宅補液の方法として，在宅での皮下点滴は，終末期患者の輸液方法として，安全，確実，容易な方法として，もっと普及してよいものと考えている．

　在宅看取りは，患者も家族も，病態も精神状態も，不安定にならないように，患者・家族，ケアマネ，訪問看護師，ヘルパー，医師が，ケア計画を周到に立て，主治医自身が，最期まで看取っていくという覚悟と構えをもって対処していかなければ，達成できない．最期の最後に，救急車をよんでしまい，息がなく，不審死として警察が介入し，家族が精神的に追い詰められることさえある．一人の患者の人間存在は，大きい．その存在を見送るというのは，並大抵に簡単なことではないのである．何度でも，呼ばれれば嫌な顔をせず往診する気力，在宅で起きた問題には，どこかに頼まないでも，在宅で問題解決をする気構えが必要である．

## 35 仏壇は，日本人の死生観

**研修医**：終末期の在宅ケア患者の家に往診に行くと，仏壇のある仏間に患者の病室になっていることがあります．日本人は，宗教心が薄いとよく言いますが，本当でしょうか．患者が仏壇にお供えをして，毎日，拝んでいるところを見ると，なかなか信心深いと思うのです．一方で，外来で，特定の宗教や信仰はありますか，と聞くと，99％は，特定の信仰はありません，宗教はやっていませんが，菩提寺は，あって，先祖のお参りはしていますと言います．このギャップは，なんなのでしょうか．

　緩和ケアの初診外来をしていて，かならず，信仰や宗教を聞くようにしている．信仰が心の支えと言われる患者や家族は，極めてまれであり，数パーセントいるかいないかである．ほとんどの方が，宗教はやっていませんと，お答えになる．いわゆる宗教は，日本人の心の支えにはなっていないように見える．

　しかし，往診訪問で，患者のお宅を訪問するようになると，様相は，大きく変わってくる．高齢者に限らず，多くの在宅の終末期ケアをされている家庭では，患者は，仏間で最期の日々をすごしているか，病室に立派な仏壇がしつらえてある．仏壇には，例外なく，お供え物や花が活けられ，仏壇の上には，患者の配偶者や両親の遺影，または，若くして先立たれた子供の写真が掲げられている．宗派は，問わない．様々な宗派であっても，先に逝った家族を，家庭内に祭って，患者家族は，心を安らかに過ごされていた．

仏壇を宗教と呼ぶには，宗教教義が明らかではない．祖先崇拝と呼ぶには，ささやかではある．むしろ，日本人における死者の魂の居場所，逝った家族の存在場所といったほうが良いように思われる．
　患者は，最期の床につきながら，先に逝った家族と仏壇を通じて，交流し交感しているように見える．仏壇は，冥界への「どこでもドア」であり，この世とあの世を結ぶ，唯一の通信経路である．仏壇に語りかければ，物故した懐かしい家族が，そこにいて，患者の気持ちを傾聴してくれる．あるいは，幼時に亡くした愛して止まなかった子供がそこにいてくれる．高齢の女性患者は，戦死した若き日の夫や息子の兵士の姿の写真を飽かず眺めながら過ごしていた．あるいは，独居高齢男性の癌末期患者は，早世した若き妻の写真を仏壇に掲げ，寝室のお守りのようにして，過ごしていた．彼は，仏壇に掲げられた亡き妻の写真と見つめ合いながら，何事か語り合いつつ，最期の日々を過ごしているのだと理解した．
　毎日花やお供え物をした仏壇の前に最期の日々を過ごす患者は，病状を理解し，しかも，自宅で最期の日々を過ごすことを，受け入れている患者であった．皆，自分がどのような病状経過の中にいて，最期の日々を過ごしていることを理解していたが，終末期を理解している患者の生きる支え，生きる希望とはどのようなものなのであろうか．
　この世でまだ，あれもしたい，これも心残りだというものも，あるにはあるかもしれないが，生きる希望とはなり得ない．先の見通しは，既に決まっている．なぜ，自分は，こんな病気になって，こんな状態になってしまったのかと，わが身の不幸を嘆くスピリチュアルペインを訴える方は，在宅ケアでは，奇妙に少ない．そうした痛みは在宅ケアとして，最期を自分の居場所で過ごそうと思った時から，既に，意識下にはないようだ．今は，先立った家族と心を通わせながら，再会の日を心に期して，最期の日々を過ごしているのではないかと，考えられるような心の平安さを，患者の病室に感じることが多い．

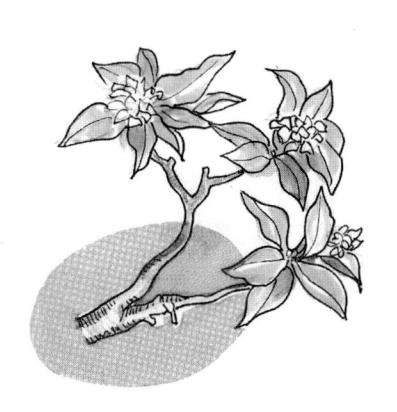

# 「仏壇と遺影で知る一族の物語と死生観」

　がん患者のスピリチュアルペインが，緩和ケアの領域では，よく問題にされる．入院されている患者が，解決しがたい苦悩に苦しみ，そのケアが問題となるが，在宅ケアでは，仏間で先立った家族の遺影と終末期を過ごされる患者には，不思議な心の平安があって，魂の苦悩を訴える方は，少ないように感じられる．仏壇を日本人の死生観と，捉えるのは，早計かも知れないが，仏壇は，冥界と通じていて，懐かしい物故家族がそこに居ること，患者も自分の行き先も，その仏壇の先と理解しているとすれば，不安は，何もないのかもしれない．

　いつも，初めて往診・訪問する場合には，患者の病室の観察をして，仏壇や遺影を確認する．遺影の主の患者との関係を，聞いていくと，患者や家族の歴史，亡くした両親や夫，子供の話から，家業，職業，地域の話と広がり，そこに，豊かなナラティブメディシンの世界が広がっていることを，知ることができる．仏壇と遺影は，患者の地域と家族を知るための，突破口として，必須のアイテムでもある．

# 36 老衰患者の行き先

**研修医**：大変です．誤嚥性肺炎で入院した禁食中の嚥下障害患者の娘さんが，何か食べさせないと，栄養失調で死んでしまうと，無理やり口に食べ物を突っ込んでいます．患者は，むせ込んで，今，吸引しています．どうしたらいいでしょう．

　市民のための市立病院として，年齢を分け隔てなく入院治療する某市立病院では，高齢者が，嚥下性肺炎で発熱し呼吸状態が悪化して自宅や施設から次々と運ばれてくる．病院によっては，高齢者は入院させなかったり，施設の高齢者は，端から受け付けなかったり，はたまた，高齢者の再入院は，受け入れ拒否をしたりして，受け付けない急性期病院が増えている．こうして受け入れ拒否される救急患者が多いことが，一部の地域では社会問題化している．

　特に，高齢者で，独居患者の，発熱，脱水，肺炎などは，人気がなく，結果的に，年齢や疾患で差別をしない市立病院に集まってくる．逆に，最新鋭の心血管造影装置を備えた病院が集中する地域では，胸痛発作で発症した狭心症や心筋梗塞の患者などは，引っ張りだこの人気があり，受け入れ先には，困らない．

**研修医**：嚥下性肺炎と脱水状態はどうしてこんなに多いのでしょう！

　嚥下性肺炎と脱水状態は，認知症，脳血管障害，廃用症候群などの高齢者に多発する．嚥下機能の低下は，仮性球麻痺状態として，皮質や大

脳半球の高次機能障害や基底核病変など，認知症や脳血管障害を含む全般的な慢性脳循環不全に伴う．簡単に言えば，脳の老化により，嚥下機能が悪化し，飲み込む機能が低下して，食事や唾液を気管に誤嚥したり，咳嗽反射が低下したり，喀痰の排出機能が低下して肺炎を反復する．食事や水分の摂取も困難になるので，肺炎とともに，脱水や慢性の栄養障害も合併する．多くは禁食にして，酸素を吸入，抗生物質を投与，輸液，ネブライザー，痰の吸引などを行えば，改善する．

しかし，問題は，これからである．多くの場合，誤嚥状態は回復せず，嚥下リハを行っても，普通食に戻れるような例は，少ない．ゼリー食を少し食べられよかったという程度のことが多い．嚥下をすこしずつ開始しても，嚥下性肺炎がまた再発する．輸液だけに栄養や水分を依存していると，栄養状態が悪化し，浮腫になっていく．嚥下性肺炎は，肺炎だけの問題ではなく，食事を取り入れることができないという致命的な問題で，全身の衰弱を伴う老衰の一環と考えることが適当である．

## 研修医：食べることができないという状態への対処を教えてください．

大きく分けて，延命的対応と，非延命的対応の2方向が考えられる．どちらの方向で対処するのかは，患者・家族にとって極めて重要な倫理的課題であるとともに，患者と家族のQOLに関わる重大な家庭問題であり，簡単に結論が出るとは限らないが，第3者の医療者が決定することはできない．また，単身・認知症や単身・意識障害患者の場合にどのように決定するのかも，重い問題である．

延命的に対応する場合は，栄養や水分を強制的に投与する，普通，経鼻経管栄養，胃瘻栄養，高カロリー輸液の3つの方法しかない．経鼻経管栄養は，鼻から胃へ管を通すので，違和感があり，患者が手で抜いてしまうので，手を縛り抑制する必要がある．QOLとして，問題があり，しかも，抑制を禁止されている高齢者施設では，受け入れてもらえない．胃瘻は，手術操作が必要となるので，リスクがあり，手術後に却って衰

弱したり，下痢による消化不良，分泌増加による肺炎などで，生命リスクになることもある．施設によっては，嚥下障害患者には胃瘻を要求するので，結局，誰も望んでいないのに，胃瘻を作成されられることもまれではない．高カロリー輸液は，ポート作成の負担や感染などのリスクがあり，施設は，ダメで療養型病院しか，受け入れでもらえない．いずれの延命的方法も，老衰の中で延命的に生きていくという辛さと療養場所の制限が併存する．しかし，いずれの延命的対応も在宅でのケアは，十分に可能である．

　嚥下障害を終末期の老衰と考えて非延命的対応をとる場合は，何もしないのも一つの考え方であるが，水分も入らなければ，3日で最期になってしまう．家族が肉親の死を受け入れるには，時間が短すぎる．非延命的に，栄養療法は行わないが，輸液で脱水のみ補正し，ある程度のQOLを維持して数週間から最大2～3か月は過ごすことができる．しかし，療養場所が問題となる．

　現在の急性期病院では，DPC（Diagnosis Procedure Combination；診断群分類）の診療報酬では，嚥下性肺炎のための入院日数は設定されるため，肺炎が治れば，はい退院と言われてしまう．食事が食べられない状態をどうするかは，考慮されていない．特に，経管栄養も，胃瘻も，高カロリー輸液も望まない場合に，末梢点滴で老衰の終末期を病院で過ごすという選択肢はなく，ひたすら退院を迫られる．当然ながら，施設は，基本的に点滴はしないので，こうした終末期医療に対応できない．療養型病院は，月々20万円前後の自己負担がかかり，裕福な高齢者しか，転院できない．在宅ケアは，費用的にも，本人のQOLとしても，最も有利な選択であるが，介護者がいない，高齢世帯，日中独居などを理由に家族の拒否にあうことが多い．

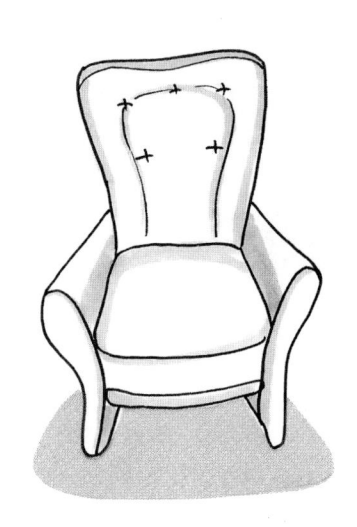

「嚥下性肺炎は，倫理的，QOL，社会的，家庭的，介護的に重大な問題を背後に控えている．」

**研修医：看取り難民ですね…**

　嚥下障害という形で結末した老衰患者をどこでどう最後の時を過ごすのか，どこも引き取り手の無い状態が続々と出現し，看取り難民が，溢れつつある．

　唯一，在宅で往診や点滴などによる支援のもと，最期の時期を過ごすことは，患者は容易に受け入れられても，家族が受け入れないことが多い．在宅終末期ケアとなると，介護の家族が必要だけでなく，最期を支援してくれる医師も必要となる．近年は，高齢単身者，高齢者夫婦の老々介護世帯，認知症患者を認知症の家族が介護する認認介護世帯などが激増して，家族介護を期待することが容易でなくなっている．独居患者の在宅終末期ケアさえ，進めざるを得ない状況に追い込まれてきている．

# 37 老衰終末期の輸液をどうするか.

**研修医**：嚥下障害が進んで，水分も全く口から取れない点滴中の高齢患者さんを，これから在宅ケアに勧めていこうと思いますが，輸液を，今後，どうしたらよいですか.

　誤嚥性肺炎と脱水状態で入院されてくる高齢患者が増えている．肺炎や脱水の治療が終わっても，多くの場合は，食事や水分を口からとることはできなくなっている．90歳を超えた超高齢者では，子供世帯も高齢者であり，今時，胃瘻や経管栄養での延命治療を望む家族は，少ない．老衰状態という終末期を受け入れ，無意味な延命処置の無い，苦痛の無い最期をと，望まれる家族が多くなっている．

**研修医**：無意味な延命とは何ですか，苦痛の無い最期とは，どのような状態をいうのでしょうか.

　無意味な延命とは，回復不能な心肺停止に対して，心マッサージや人工呼吸器による呼吸管理による心肺蘇生術の施行をいう場合もあれば，胃瘻や経管栄養による人工栄養処置をさす場合もある．多くの場合は，どちらも含めてという事が大多数であろう．しかし，脱水補正・予防の輸液は，どうだろうか．

一切の延命治療は，お断りしますと，言っていた患者からは，輸液・点滴もしないでいたところ，「先生は，点滴もしないのですか」と非難の言葉が発せられた．輸液・点滴は，延命治療のうちではなかったわけである．他の家族でも，認知症の高齢癌患者のがん治療は，差し控え，延命治療は，いらないが，弱ってきたら，入院させて，点滴をしてくださいと，言われる場合がある．

　老衰やがん終末期の輸液・点滴は，意味があるのか，ないのか．全身のむくみが著明で，輸液をすると，むくみがひどくなる場合や，胸部のむくみが悪化したり，肺うっ血が進行して呼吸困難を来すような場合は，当然ながら，輸液は，禁忌に近く，却って利尿剤を使用しなければならない．問題は，脱水傾向のある場合で，水分の摂取も困難な場合である．脱水に伴う口喝感に対して，あまり輸液は，効果なく，口腔の加湿や口腔ケアが有用さとれている．

　しかし，水分を全くとれない患者に輸液なしで経過をみれば，3日で，脱水死ということにならざるを得ない．浮腫があって，輸液が病状の悪化を招く可能性があれば別であるが，多くの老衰末期にあっては，長期の嚥下障害による水分不足と栄養障害により，細胞外脱水，細胞内脱水，の複合した状態にあると言って良い状態である．病状悪化して，入院や医療の介入が関わった当初は，多くの場合，細胞外液の輸液が行われるが，栄養改善がなければ，アルブミンの低下に伴って，血管外へ水分は移行し，浮腫と血管内脱水の状態におかれる．こうした状態にあっては，細胞外液の輸液を続けると，血圧や脈拍などのバイタルサインは，保たれやすく，患者の活気も一時的には良い状態であるが，浮腫は進行していくだけになり，さらにすすむと，胸部に浮腫が進んできて，肺うっ血に至り，最終的に呼吸困難さえ出現することとなる．終末期の血管内脱水に陥った患者への輸液は，電解質も，水分も，むくむほどには，あまり入れすぎないよう節度を守ったほうが良い．適量としては，不感蒸泄500ml程度に，電解質バランスが崩れない程度の少量の電解質の入った維持輸液程度が，

最も適していると考えている．生きていること，息をしているだけでも最低に必要な，水分500mlは，入れた水分が，むくみにいたらない前に，呼気から蒸発してしまう．5%ぶどう糖液500mlでもよいのであるが，維持輸液500mlにすることにより，つまらないこだわりかもしれないが，体液電解質が，終末期に至っても安定するように思われる．

**研修医：終末期の輸液は，どこまで行うことができるのしょうか．**

多くの医師看護師，患者を悩ますのが，点滴のために，静脈血管確保が，終末期に至るほど，困難になるということである．血管内脱水に至れば，なおさら，血管は虚脱し，確保できない．高齢で，栄養が悪くなり，血管も弱くなり，すぐ漏れる．何度も血管確保のために，終末期の患者が，静脈留置針で刺され，その都度痛みに顔をしかめ，QOLとは別の状況となる．

**研修医：皮下点滴について教えてください．**

皮下点滴は，小児の脱水治療に，戦後，脱水症の小児の救命に，大きな力を発揮した．今は，高齢者や衰弱した癌末期患者の輸液ルートとして注目されている．がん緩和ケアガイドブック(日本医師会)でも，皮下点滴が紹介されている．高齢者やガン終末期，あるいは，せん妄などで，血管確保ができない場合に勧められるが，特に，在宅ケアで，その威力が発揮される．

## Ⅱ 面白すぎる在宅ケア

　皮下点滴は，血管に留置針を置かないので，血行動態に影響を与えない点，心不全に至るリスクは少なくも点滴速度に神経質になる必要がない．かつ，皮下に輸液するので，直接静脈内に入らず，感染管理上，安全である．静脈留置針から，感染すると，一気に菌血症，敗血症を招くことがあるが，皮下では，そのようなことは少ない．また，静脈では，一度点滴を止める場合には，凝固防止に，ヘパリンロックが必要であるが，皮下点滴では，不要である．皮下脂肪が多く，浮腫がなく，皮下のたるみの多い，胸部上部，腹部，大腿などの皮下に留置針をおき，点滴ラインとの接続栓をおいて，介護家族に，末梢用点滴バッグと点滴ラインの清潔な差し替えをしていただき，留置針との接続をしていただけるように指導すれば，毎日，必要な皮下点滴を行うことができる．一日1500mlまでの皮下輸液は，可能との論文もあるが，終末期では，500mlで十分なことが多い．輸液だけでなく，同じ皮下点滴ルートからは，静注，皮下注などの適応の通っている薬剤の多くは，皮下点滴にも使用できることが多い．正式な適応症のある治療法ではないが，静脈点滴よりも安全なことは確実で，今後，是非，正式な使用法として，確立していただきたいと考えている．

　嚥下困難となった老衰終末期の患者を，在宅で家族が皮下点滴500mlを行ってケアをした場合，一体，どの程度の有用性と意義があるのか．予後から言えば，口から何も入らなくても，家族による皮下輸液500mlだけで，3ヶ月超の期間を在宅で過ごされた例を，我々の施設では，複数例を経験している．明らかに，輸液なしよりも，長期の予後が確保できる．

# 「在宅皮下点滴は，高齢化社会を救う」

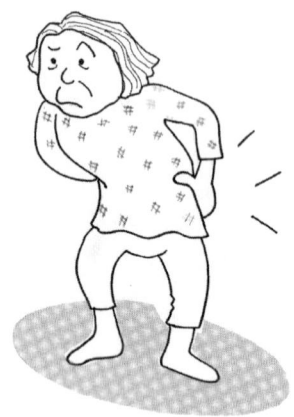

　結局は，亡くなっていく終末期に，延命の輸液は，意味はあるのか，という議論となる．在宅皮下輸液で，在宅ケアした老衰患者の家族は，家族を看取るための時間が十分にとれたことと，患者のケアに参加できたことに，例外なく深く感謝されていた．患者を見送った後の悲嘆，グリーフもみられず，笑顔で，十分に介護をやりきって，送り出した満足感に溢れていた．患者が急に亡くなった場合とは，大きな違いがあると考えられる．要するに，在宅皮下点滴の利点とは，家族が，患者と別れる時間が十分にとれ，患者の死を受け止めるプロセスが取れるということであると考えている．おそらく，点滴なしで，3日で，亡くなった場合とは，悲嘆も大きく異なると考えられる．

## 38 看取りという文化

**研修医**：癌末期の患者が，自宅に帰って最期を迎えたいと言っています．家族に患者の希望を話したところ，絶対に在宅看取りは無理だと言って，反対しています．患者は，帰りたい，家族は，反対で家に受け入れたくないで困ってしまいます．どうしたらよいのでしょうか…

　日本人は，中世の時代から，極楽往生，畳の上で家族に囲まれて安らかに死に，次は極楽に行けることを願い続けてきた．「往生要集 (985年源信)」以来，いかによく往生するか，その方法と実例が連綿と記された往生集が数々出版されてきた．人の最期の時間を家族や地域社会が共有し，更に地域に独特な葬送儀礼を形作ってきた．今でも，盆，正月，葬式は，地域の文化が色濃く残り，町や他の地域に出て行った子孫も，この時ばかりは，実家や地域にもどり，古来伝わる文化行事に参加する．葬送は，形式に則って済ませればよいので，参加者は，何のスピリチュアルな苦悩も感じないで済む．しかし，患者が亡くなる経過をケアする看取りは，形式化することはできない．生きて話もする生身の人間が病に侵され息を引き取るまでのプロセスは，傍らにいる家族にとっても，身を切られるような「家族を失う痛み」を感じざるを得ない．形式的にできる問題ではなく，死にゆく家族を「看取る」ということは，痛切，断腸などの言葉で表現される最大限の苦痛を，家族に与えないわけにはいかない．

どうして，人は看取られなければならないのか．一人で死んでいくことは，寂しい．寂寥感というような言葉で表現すればよいのだろうか，死に近い患者は，多くは一人でいることが寂しい，誰か，傍らにいてほしいと言われ，家族の添い寝を希望する．死にゆく者の孤独は，単なるレトリックではないのだ．実際，一人で死んでいくことは，あってはならない死のことが多い．事故死，戦死，行き倒れ死，孤独死．いかに，世界と歴史には一人で死んでいく寂しい死の多い事か．せめて，病気で最期を迎える場合には，できれば家族や友人，知人に最期を看取ってもらいたいと願うのは，人として当たり前のことであり，最期を看取るのは，傍らにいる人の存在証明であろう．

**研修医：看取る家族にも全人的痛みがありますね…**

　一方で，亡くなっていく人を看取る者に及ぼすインパクトは，並大抵ではない．家族が家族を看取る場合には，悲嘆，悲痛，断腸などと表現される家族を失う痛みを受けることとなる．多くの家族は，家族を失う痛みに耐えかねて，何事か救命，延命しようとできることを試みる．もはや食事を飲み込めなくなった親に，息子や娘が無理やり口に食事を押し込むのを見るのは，こうした痛みに耐えかねての行状である．あるいは，また，老衰の親に，本人の苦痛も顧みず胃瘻栄養を行おうとするのも，看取る苦痛に耐えられないからかもしれない．家族を看取るとは，激しい家族のスピリチュアルペインを伴うことなのである．

　家族を看取るということは，単に予期悲嘆を伴うということだけではなく，身体的，精神的，社会的，家庭的，スピリチュアルな苦痛，全人的苦痛を伴うということなのだ．よく緩和ケアの教科書の癌患者の全人的苦痛の図にあるように，病者を抱えた家族，家族を看取る家族には，毎日続く介護や夜間に起こされる介護による身体的苦痛，予期悲嘆やうつ，不安などの精神的苦痛，家族を失うスピリチュアルペイン，介護で

仕事に出られない社会的苦痛などが，みられる．患者の病状が進んで意識がなくなると，患者よりも，家族の全人的痛みの方が，大きな問題となってくる．(**図8**)

## 研修医：人が看取ることの意義はどういうことにあるのでしょうか？

　看取りのプロセスを通じて，家族は，患者が生きて活躍していた時代の事を想い起こし，最期を迎えようとしている現在との，来し方行く末に思いを馳せる．それは，日々の日常茶飯事や仕事にかまけて考えることを避けてきた，生きることと，死ぬことに，真摯に向き合うことに他ならない．患者の人生を振り返ることによって，人生とは，生きるとは，死ぬとは何かという，重い課題に直面せざるを得ないのである．ここに，人が看取ることの意義があるのだろう．廃れてしまった日本の文化のなかで，親の死に目に会うということが，今なお，子の務めとされているのは，そのような理由が背後にあるのではないか．

　病院死が増えることは，家族にとっては，大変に楽なことである．亡くなりつつある患者であっても，病院では，医療は，治療と延命の方向に動き，介護も看護も，業務として行われ，患者の苦痛の緩和は，なされるはずなので，家族は，傍らに，付き添っていればよい．仕事で多忙で，付き添っていることはできない場合には，最期に亡くなる時に立ち会えばよい，医師も家族が辿りつくまで，待っていてくれる事も多い．看取りの時間のプロセスに，家族が付き添うチャンスが無くなるほど，生と死の狭間に向きあう事が，抜け落ちていく．ひどい場合には，仕事が忙しいので，病院で看取っておいてくださいというようなことを言っても，何の違和感も自覚しない家族が出て来る．

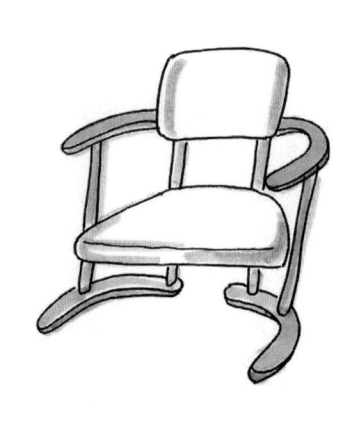

# 「在宅看取りとは，家族が生と死に向き合う文化」

**研修医：在宅での家族の看取りの重要性を理解しなければなりませんね…**

　在宅で患者を家族が看取ることは，生きている時から最期を迎えるまでを，看取る，看続けことを意味し，葬送につなげる文化である．看取る家族にとって，深いスピリチュアルペインから全人的な痛みまでが，襲いかかる．在宅看取りを行う家族の辛さが理解される．在宅看取りを行う家族が増えない理由である．生と死に向かい合うことが辛いからなのだ．看取る家族を孤立させない，いつでも不安に対処する，介護力を十分に支援するなどのケアが，どれほど重要であるかを理解する必要がある．在宅看取りにおける家族の心情は，茂吉の歌った「死にたもう母」に尽くされている．

## 図8

### がん患者の痛みとは，全人的な痛み

**身体的苦痛**
痛み：内臓痛，体性痛，神経因性疼痛
他の身体症状：呼吸困難，腹満感，嘔気…
日常生活動作の支障

**精神的苦痛**
不安・いらだち・焦燥感・孤独感・絶望感・恐れ・怒り・仰うつ

**がん患者 全人的苦痛 Total pain**

**社会的苦痛**
仕事の問題・経済負担・失業・社会的地位の喪失・人間関係・がん患者の孤立・家庭の問題↓

**スピリチュアルな苦痛 実存的苦痛**
自己の消滅の危機・絶望・人生の意味への問い・生きる価値の問い・苦しみの意味・罪の意識・死の恐怖・最後に自分を支えるものは何か？実存・家族・神・宗教・ご先祖様？

**家庭・家族に関する苦痛**
家に帰りたいが帰れない・家族に迷惑をかける・残された家族が心配だ・ご先祖に申し訳ない・ホームシック

患者（人間）とは，多様な側面を持つ多面的存在

### がん患者の家族にも全人的な痛み

**家族の身体的苦痛**
通院への付き添い疲労
在宅介護の負担，疲労
不眠，夜間の介護
腰痛，肩こり…

**精神的苦痛**
不安
焦燥感，
怒り，うつ
パニック障害

**社会的苦痛**
医療費，生活費の心配
収入減
介護のために
仕事に出れない

**スピリチュアルな痛み**
家族を失う痛み
なぜ自分たちが苦しむのか
なぜ自分が介護の苦労をしなければならないのか

### 「死にたもう母」齊藤　茂吉 （歌集「赤光」より）

死に近き母に添寝のしんしんと遠田のかはづ天にきこゆる

死に近き母が額を撫りつつ涙ながれていたりけるかな

わが母よ死にたまひゆくわが母よ我を産まし乳足らいひし母よ

のど赤き玄鳥ふたつ梁にあて足乳根の母は死にたまふなり

星のゐる夜ぞらのもとに赤々とははその母は燃えゆきにけり

## 39 24時間対応、いつでも オンコール対応が 在宅医療の基本

**研修医**：たいへんです．昨日の当直で，深夜帯に，在宅の患者さんの家族から電話があって，少し苦しそうなのですが，と，問い合わせの電話があったので，レスキューを飲んで様子を見るようにと，返答しておいたところ，救急車を呼んで来てしまい，入院させました．在宅看取りの予定だったのですが，家族がパニックになってしまいました．

　在宅ケアをしている患者・家族の最大の不安，心配は，急に何かあったらどうしようか，家族の目の前で，何か急変したらどうしようかという不安である．患者に何か変化があれば，家族にはすぐに不安感が芽生える．家族と患者は，医師や看護師などの医療者に，心配ないと言ってもらいたい，または，適切に対処してもらいたい．必要なケアや治療をして，対応してもらいたいと思っている．

　実は，患者の病状の最初の変化は，医療者ではなくて，毎日介護をしている家族が最も最初に細かい変化を見出している．何気ない変化，少し元気がない，食欲がいつもより少ない，微熱がある，呼吸が荒い感じがする，腹が何か張っているようだ，などの全身性の変化から，褥瘡の始まりのような皮膚の発赤や少しの浮腫など，短時間の診察では，見落としそうな微小な変化を，家族は，かぎ分ける．そうした変化へのセンサー

は，医療者ではなくて，介護家族が最も鋭敏である．そうして感知した変化を，家族は，不安を感じて，医師や看護師に伝えてくる．

　介護家族の木目の細かい観察から検出された，微小な変化が，まずは，医療者に伝わりやすくする必要がある．微小な変化や不安の基となるような症状に対して，担当の医師や看護師は，直ちに対応して，診察し，それが何らかの病状の変化の早期のサインかどうか，治療や検査をすべき対象かどうかを診断しなければならない．診察と診断の能力が試される時である．特に，在宅ケアでは，簡単に，CTやX線撮影などはできないので，病歴と身体診察により，おおよその診断をつける必要がある．診断の確認のために，血液検査や尿検査は，在宅でも容易なので，行う事はできる．介護家族の細かい観察により，早期の症状を見出し，早期診断，早期治療により，大事に至らず，問題解決がなされるようなことは，頻繁に起きている．

## 研修医：在宅ケアで最も大事な心構えはどんなことでしょうか？

　在宅ケアの現場では，問題も多くみられる．まずは，家族が症状を見出して，不安に感じて，主治医に連絡しても，すぐに対応してもらえない場合が多いようである．家族がせっかく何らかの異常を見出しても，すぐに主治医が往診や訪問で対応してもらえないと，不信感が高まる．先日も，在宅支援診療所が在宅ケアを行っている患者が，病状が悪化しているのに，次回は，1週間後に往診で，それまでは，様子を見てくださいと言われて，不安と不信に駆られて，緊急入院となった例が続いた．病状の変化や患者家族の不安に，緊急対応をしない医療やケアは，信用を得ることができない．遠慮深い家族は，深夜に，病状の変化があっても，往診してくださいと，直截的に医師に言うことはない．こんな症状ですが，どうしたらよいですか，大丈夫でしょうか，という言い方で，問い合わせしてくる．この時に，いくら夜中の1時や2時であろうと，雪や嵐だろうと，きちんと，「これから往診に伺います」と言わなければならない．

こうして，往診して，深刻な症状であった場合がどれほど多いか，計り知れない。家族から往診するほどでないと言われれば，それまでであるが，多くの場合は往診してみると，深刻な状態であり，家族が深夜に電話してくるのは，やはり，よくよくの事なのだなと理解できる事が多い。患者や家族の訴えを，きちんと受け止めて対応する心構えが大切である。

　次に必要なのは，患者家族の微小な変化に対する不安に対して，細かい身体診察を行って，正確な診断をつけ，患者家族に正確に説明し，早期の治療を開始することである。在宅ケアでは，現病歴と身体診察だけで，正確な診断，予測をする必要がある。その診断に基づいて，直ちに治療を開始する。診断の確認のために，血液や尿，などの検体検査は，検体を持ち帰って，検査に提出することはできる。身体診察に基づいて，治療を開始したならば，最も重要なのは，木目の細かい経過観察である。症状や熱型などのバイタルサインを家族や訪問看護に測定してもらい，電話で，家族に経過を報告してもらいながら，経過観察を行う。経過観察という検査が重要な役割がある。たとえば，軽度肺炎の治療であれば，連日の抗生剤投与や訪問看護により，在宅治療を行っていくことができる。

　在宅診断，治療で重要なのは，やはり，医師の診断能力であり，家族が検知した微細な初期症状を，「心配ない」と言ってみたり，誤った診断をしたり，「様子を見ましょう」などと言って，早期診断早期治療のチャンスを逃し，結局病状悪化となってしまえば，患者・家族の信頼を得ることは，難しい。在宅というのは，医師の診断能力という根幹のところが問われる厳しい現場なのである。

　さらに，診断がついたとしても，治療や問題解決が十分に在宅で行えなければ，在宅ケアの継続は困難である。患者も家族も，在宅ケア，在宅医療は，入院医療と同等の治療とQOLが確保できなければ，誰も，在宅ケアは選択しない。在宅でも同じ医療水準が確保できなければならない。在宅は，医療へき地であってはならないのである。その意味で，

# 「介護家族の観察力を信じよ」
# 「患者家族の要請には，直ちに応えよ」

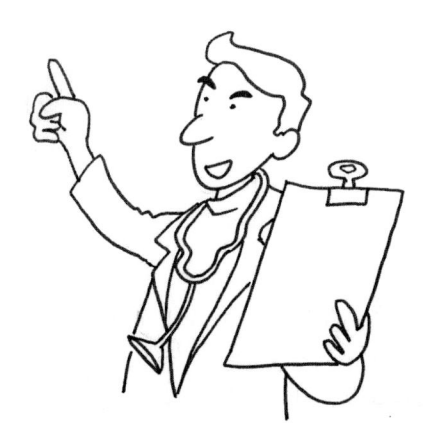

　在宅治療は，在宅ケアチームの能力が必要である．往診医師だけでなく，訪問看護やヘルパー，家族が協力して，どれだけ高い水準の信用できる医療やケアが提供できるかが問われている．「在宅だからできる医療・看護は限られます」という言い訳をしては，患者家族の信用は得ることはできない．逆に言えば，在宅では何もできないと言う医師は，在宅ケアを行う資格がない．患者は，さっさと，救急車を呼んで，病院へ行ってしまうことになる．

## 40 愛される要介護者になる秘訣

――特に男性諸兄に

**研修医**：肺炎で入院した高齢患者に退院許可を出したのですが，奥さんと娘さんが，自宅では，わがままばかり言うので，引き取れないと言っていて困ります．自宅では，歩いていたのですが，入院中に足腰が弱って廃用症候群となり，ベッドの生活です．リハビリも行ったのですが，要介護になってしまいました．家族は，歩けるようにしてから帰してくださいと言いますが，高齢でもあり，歩くようにすると今度は，転倒のリスクが高まり，とても無理です．本人は，一刻も早く自宅に帰りたいと言います．患者と家族の板挟みで，困りました．

　高齢の男性患者で，今まで家の中で，妻や子供を支配的に過ごしてきた家父長的な患者は，「メシ・フロ・ネル」で家庭生活を続けてきた場合，妻など家人への感謝，いたわりの言葉が，たとえ，心では感謝していても，「言葉」としては発せられず，感謝の言葉なく，「メシ・フロ・ネル」を当然のことのように享受している．あたかも妻の当然の仕事のように，要求する．しかし，要介護となった場合，「メシ・フロ・ネル」以外の大量の介護が発生する．それは，おむつ交換であり，食事介助であり，清拭や着替えや洗面髭剃りにまで及ぶ．ここから，さらに多くの夫の面倒

を妻が負うことを引き受けるには，相当の気力と体力そして，善意と好意がなければ，先の見えない家庭介護を延々と続けることはできない．妻だから，家族だから当たり前だ，というのは，人の心をよく理解しない議論である．

　家族の多大な介護に対して，高齢男性の患者の中には，家父長的な態度を改めることができず，ベッド上から「あれして，これして」と妻へ指示したり，感謝の言葉はなく，尊大な態度を取り続けることがある．しまいには，イライラとして，怒ってみたりするが，足腰が弱っていると，口ばかりが強気のバランスの悪い「怒りんぼ寝たきり爺さん」ということになる．若い時のように，口では大声で怒ってみても，最終的に，「おむつ交換お願いします」と家人へ頼まなければならないので，強気でばかりは，いられないのである．家族におむつ交換をお願いするようになったら，いかに強気の男性であっても兜を脱いで，謙虚に感謝を込めて，身辺の世話をお願いする人生にギアチェンジしなければならない．

　介護保険が発足してから，14年，独居，老々の家族が激増して家族の介護力が低下する一方，地域の介護力すなわち，親類縁者や友人知人の手助けも衰弱している．公的介護保険しか，我々の頼りにする介護力は，ない．介護保険では，家族に代わって，ヘルパーや訪問看護師が，介護や看護ケアに来てくれる．訪問の看護や介護が保険で行えるようになったということは，看護や介護の方との対応の仕方も，適切にしなければならないということである．

　たとえ保険からかなり支払われるとはいっても，金を払っているのだからと介護のヘルパーには，命令口調でものを言う人，医師には，へりくだった物言いでも，ヘルパーや看護師には，粗暴な言い方や態度をする患者は，介護や看護の仕事が，人に関わる人のために尽くすプロフェッションと考えるべき職種ということがわかっていない．歴史的には，人のために尽くす医師，弁護士，聖職者の職種をプロフェッションとされていたようだが，高齢化の社会に向かって，多数の障害を抱えた高齢者日常生活ケアや看護を，その人格と尊厳を尊重しつつ行う介護士や看護

師にとっては，高齢者の人権の回復がケアそのものであり，高い志と技術が必要とされる点で，プロフェッションということができよう．このような専門職には，対象者から敬意と感謝の念が払われるべきである．どのように個人や社会から評価されるべきか．残念ながら，特に介護の仕事は，待遇の面で，社会的に高い評価がなされているとは言えない．できることとしては，少なくとも，患者も家族も，医療者も，言葉や態度から，敬意と感謝の言葉を示すべきだろう．

　以前，在宅ケアで出会ったある高齢男性患者は，家族からは，当然ながら，ヘルパーからも看護師からも，周りのすべての人から愛され，可愛がられていた．彼は，全介助で，全ての日常生活を他人に依存していたが，そのケアを周囲の者は，楽しく，懸命に行っていた．彼は，脳卒中後遺症による失語症で何も話せなかったが，唯一「ありがとう」とだけ言えたのだ．何をされても，何のケアをした後でも，「ありがとう」としか言えない患者は，周りのすべての人から愛されていた．

**研修医：では「愛される要介護者」になる秘訣は何でしょうか？**

　これは，現代のイソップ物語である．「ありがとう」としか，言えないということは，「飯がまずい」とか「ケアの手加減が悪い」とか，他の余計なことを言ってはいけないということでもある．特に，高齢男性患者に対する注意なのだが，とにかく，気難しい患者になって，周囲のケアをしてくれる人に，いやな思いをさてはいけない．人に面倒を見てもらうようになったら，ひたすらに，感謝の言葉を発するのを忘れてはいけない．「愛される患者」になることが，高齢化社会を生き抜く掟である．

Ⅱ　面白すぎる在宅ケア

「愛される患者になるためには，ありがとう・おいしい・ごちそうさまの3語を忘れずに発する．他の言葉は，忘れてよい．」

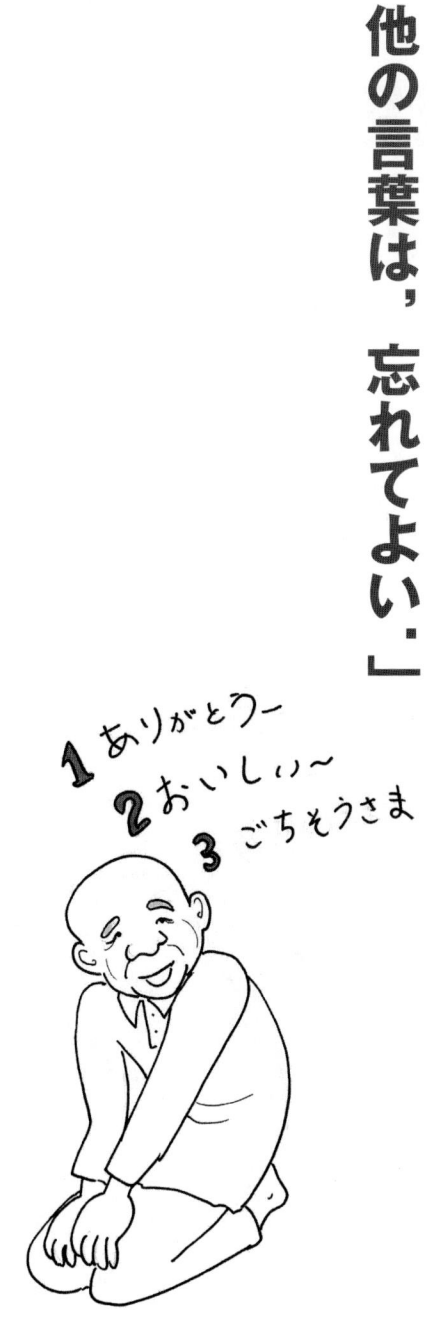

1 ありがとうー
2 おいしい〜
3 ごちそうさま

# 41 地域包括ケアの時代に向かって

**研修医：最近，地域包括ケアという言葉を良く聞きます．医師にとってどのような影響があるのですか．**

　これから地域包括ケアの構築を図るとした平成26年度の診療報酬改定を見て，地域ケア・在宅ケアが医療の基盤と位置づけられる日が来るとは，正直，感慨を禁じ得ない．厚生労働省は，本気で，病院医療中心から地域包括ケアシステムへの転換という，医療の革命を起こそうとしているのであろうか．それほど，2025年問題，高齢化の問題は，深刻になりつつある．

　都市部の某市立病院でも，80代や90歳代，中には100歳の患者が続々と，嚥下障害，嚥下性肺炎，食欲低下，脱水，栄養障害などの症状で，救急車に乗って，施設や自宅から搬送される．近隣の大病院は，最初から高齢者お断りとか，嚥下性肺炎で一度は入院させるが再度の入院はお断り，或いは，断らない救急を謳っても，なぜか独居老人や行き倒れは入院させない病院など，年齢差別や社会的差別が横行し，差別をしない市立病院には，自然と超高齢や施設入所，独居老人などが集まってくる．

　高齢者が嚥下性肺炎，食思不振，衰弱などで，入院すると，酸素，輸液，抗生剤などで，肺炎自体は，改善しても，嚥下障害は良くならないと，結局肺炎の再発や栄養障害，衰弱の進行となる．そのまま，老衰状態で亡くなられる場合も，誤嚥しつつも何とか咽頭の吸引をしながら食事が

できる場合もある．経管栄養や胃瘻栄養，輸液などで，命がつながる場合もあるが，問題は，どこで，これからの療養をするのかという療養の場の問題である．

　施設から嚥下性肺炎で入院した患者は，食事ができるようにならないと多くの施設へは，引き取ってもらえない．吸引頻度が多く，夜間の吸引の必要な場合は，夜間は，看護師が居ないので無理と言う理由で，施設へは帰れない．自宅からの高齢者は，食事介助や身体介護などの介助で済む場合は，介護保険での在宅となるが，多くが高齢核家族の老々介護か，最近では，老齢独居が増加していて，在宅ケアに困難を覚えることが多い．吸引や経管栄養，点滴などの必要な場合，難度は増す．余りに独居や老々介護，認認(認知症夫婦)介護が多く，2025年の深刻さを実感する．こうした状況の中で，地域医療，地域介護を担う施設，往診医，介護者などが，手を取り合って協力連携しているかというと，理想的にはいかない．

　連携という言葉には，何か連携すれは，全てうまくいくような，根拠のない楽観主義がある．周辺の大病院からの連携には，早く退院させて，他の病院や施設に送りたい意識が見える．連携が患者のためというよりは，医療機関のためのようである．施設も老衰の高齢者を紹介してくるが，嚥下障害の治らない患者を引き取ろうとはしない．老衰の終末期患者を施設で看取る所はごく少数である．在宅支援診療所の医師も，在宅で肺炎や脱水の治療努力なく，入院に振ってくる例が多い．たしかに，在宅で点滴や注射の治療をすることや，最期を看取るのは，大変な労力と精神的な負担である．我々も患者を在宅で看取った時は，患者のケア・家族のケアにエネルギーを使い果たした気分となる．人間存在の重さを実感する毎日である．

　家族も，自宅介護に腰が引けている．寝たきり患者を「歩けるようにして，退院させてください」，「仕事で，日中は誰もいないので，在宅は無理です．」「仕事で忙しくて土日でないと病院には，来れません」，子供に，親の介護を相談するのが間違いと言えば，そうなのかもしれない．

これからは，高齢独居者，老々世帯，認認世帯を，どのように医療，介護していくかという所に基準を置かなければ，2025年以降は，乗り切れない．連携という言葉が，対処できない患者の他への押しつけでなく，地域の医療看護介護が協力し合う関係になるためには，どうすればよいのか．

　現実に，地域での包括ケアを構築していくためには，多くの注意すべき点がある．例えば，ケアマネとヘルパーが同一のグループの場合は，よく言えば連携がとりやすく，融通がしやすいと言えるが，同じ組織のケアマネとヘルパーが囲い込んでしまうと，注意が必要である．家族が居ない認知症の独居者では，ケアマネ・ヘルパーのやりたい放題となる危険性がある．実際，このような事例で，業務の大幅な手抜きを発見して，主治医として，厳しく指摘したことがある．あるいは，ケアマネ・ヘルパー業者が，どんどんサービスを上乗せして高額な介護費用が発生していることもある．監査する家族のいない独居者では，ケアマネとヘルパーの会社を別に分けてチェック＆バランスの効くようにすることが必要である．あるいは，訪問看護師や主治医などが，ケアマネやヘルパー対応を監査し問題点を指摘する必要がある．主治医の責任として，介護にも介入するべき時がある．

　地域包括ケアとは，なんと美しい言葉かと，在宅ケアで悪戦苦闘してきた者にとっては，夢のような響きがある．しかし，現状は，皆，自分の所で都合悪い患者を連携で他に引き取ってもらおうとしているようだ．本来は力を合わせて，頑張ろうよという意味なのだろうが，いつの間にか，押しつけ合いになっている様に感ずる．地域包括ケアは，今までの轍を踏まぬように，美しい言葉の通りに，地域が協力し合う包括ケアとなってもらいたい．

　その核となるのは，ほかならぬ「主治医」である．介護看護は，主治医の範疇ではないと言ってはならない．診療報酬改定文書にも，「地域包括システムは，介護保険の枠内に完結しない」「医療と介護のネットワー

当たり前であるが，再度確認しよう．
今では，余りに忘れられてしまった重い言葉．

# 「主治医は，最後まで患者に責任を持つ」

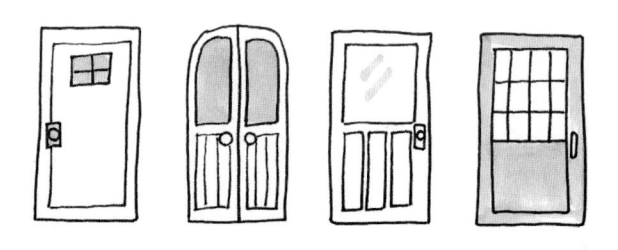

ク化が必要」とある．今回の改定では，地域包括診療料・地域包括診療加算などの主治医機能の評価が新設されている．主治医は，地域包括ケアの中の，核ということである．

　主治医とは，重い言葉である．今まで，いかに軽く使われてきたことか．主治医は，患者に責任を持つ．主治医とは，前医ではない，今診療しているあなたが主治医である．今，診療している主治医の判断と責任は重いのだ．患者の体の一つだけ直したからと言って，包括的に解決していなければ，主治医は，さようならと言ってはいけないのである．地域から大学まで，医療機関を問わず，主治医は，患者を多面的にとらえ，全人的，包括的に解決の道筋を求めていかねばならないのである．

# Index

**英文**
DNAR　36
IDAS　65
philosophy　2
QOL　33, 65

**あ**
愛される要介護者　176
アカシジア　61

**い**
怒り　51
異文化交流　32
医療不信　114
胃瘻　88

**う**
うつ　58

**え**
嚥下障害　97
嚥下性肺炎　161

**お**
オピオイド　78, 81
　──の使い方　118
　──ローテーション　71
面白すぎる在宅ケア　27

**か**
介護家族　130
　──の観察力　175
介護不全　140,143,144,150
　──の一般的病態　144
介護力　135
　──概念と特徴　138
　──とは何か　137

**か**
介護力不足による褥瘡悪化の悪循環　143
開業医　6
家族介護力を評価する　139
家庭的苦痛　45
患者家族の要請　175
がん患者のうつ　74
緩和ケア病棟　6

**き**
効かない薬　81
希望　85
　──を探す　87
気難しい家族　101
　──患者　106
急性期から終末期までの経過　110

**く**
クオリティがリスクを超える　35

**け**
激越うつ病　55, 61
研修体制　113

**こ**
コミュニケーション　42
混乱　59

**さ**
在宅ケア　173
　──の限界家族　148
　──の限界家族の崩壊過程　151

184

# Index

**さ**
在宅ケア家庭の三次元の量的評価　147
在宅で最期を見送る　152
　──医療の基本　172
　──看取り　154
　──看取り　170
　──支援診療所　7

**し**
ジェネラリスト教育コンソーシアム　17
質的に評価　130
死生観　155
死前喘鳴　49
社会的苦痛　29
終末期の蘇生術　39
　──輸液　164
主治医　183
神経障害性疼痛　83
信頼関係　115
　──の再構築　117

**す**
スピリチュアルペイン　38, 49

**せ**
全人的苦痛　28
せん妄　61

**た**
多職種チーム　105
たのしい緩和ケア　24
食べることができない　159

**ち**
地域医療　17
　──包括ケア　180
鎮静　93

**な**
ナラティブ・メディシン　132
入院　124

**の**
脳転移　52, 61

**は**
パッチ薬　81

**ひ**
皮下点滴　164

**ふ**
不安　77
フェンタニルパッチ剤　71
仏壇　155
文化人類学　13, 134

**ま**
末梢神経障害性疼痛　79

**み**
看取りという文化　167
看取り難民　161

**や**
薬剤　53

**よ**
余命の予測　62

**り**
量的に評価する　145

**ろ**
老衰患者　158
　──終末期の輸液　162
　──論　7

**わ**
笑い　3, 25
　──の功罪　126

*185*

「新・臨床高齢者医学」シリーズ ②
たのしい緩和ケア・面白すぎる在宅ケア

2014年5月20日 第1版第1刷 ©

著　者　宮森　正
発 行 人　尾島　茂
発 行 所　株式会社　カイ書林
　　　　　〒113-0021　東京都文京区本駒込4丁目26-6
　　　　　電話　03-5685-5802　FAX　03-5685-5805
　　　　　Eメール　generalist@kai-shorin.com
　　　　　HPアドレス　http://kai-shorin.com
　　　　　ISBN　978-4-904865-16-3　C3047
　　　　　定価は裏表紙に表示

印刷製本　モリモト印刷株式会社
　　　　　© Tadashi Miyamori

JCOPY ＜(社)出版者著作権管理機構 委託出版物＞
本書の無断複写は著作権法上での例外を除き禁じられています．複写される場合は，そのつど事前に，(社)出版者著作権管理機構（電話 03-3513-6969, FAX 03-3513-6979, e-mail: info@jcopy.or.jp）の許諾を得てください．